The Future of Medicine: Exploring Drug Development and Regulatory Affairs

चिकित्सा का भविष्य: दवा विकास और नियामक मामलों की खोज

Sandeep

Copyright © [2023]

Title: The Future of Medicine: Exploring Drug Development and Regulatory Affairs

Author's: Sandeep

All rights reserved. No part of this publication may be reproduced, stored in a retrieval system, or transmitted in any form or by any means, electronic, mechanical, photocopying, recording, or otherwise, without the prior written permission of the publisher or author, except in the case of brief quotations embodied in critical reviews and certain other non-commercial uses permitted by copyright law.

This book was printed and published by [Publisher's: **Sandeep**] in [2023]

ISBN:

TABLE OF CONTENT

Chapter 1: The Science of Drug Development — 07

- Drug discovery: Identifying and validating therapeutic targets.
- Preclinical development: In vitro and in vivo testing for safety and efficacy.
- Clinical development: Phase I, II, and III trials for efficacy and safety assessment.
- Post-marketing surveillance: Monitoring long-term effects and identifying potential risks.

Chapter 2: The Art of Regulatory Affairs — 22

- Regulatory agencies and their role in drug approval.
- Regulatory pathways: Different routes to market approval.
- Clinical trial design and data analysis for regulatory submissions.
- Regulatory strategies for navigating the approval process.

Chapter 3: Emerging Technologies and Trends in Drug Development   34

- Artificial intelligence and machine learning: Predicting potential drug candidates and optimizing drug design.
- Gene editing and personalized medicine: Tailoring treatment to individual patients.
- Big data and analytics: Using real-world data to improve drug development and regulatory decision-making.
- 3D printing and organ-on-a-chip technologies: Creating models for better drug testing.

Chapter 4: The Future of Regulatory Affairs   48

- Regulatory harmonization: Aligning global standards for drug approval.
- Agile regulatory pathways: Faster approval for innovative drugs.
- Patient engagement in regulatory processes.
- The role of digital technology in regulatory affairs.

Chapter 5: Conclusion   59

- The future of drug development and regulatory affairs: Opportunities and challenges.
- Ensuring patient access to safe and effective medicines.
- The ethical considerations of new technologies in medicine.
- Shaping the future of healthcare through innovation and collaboration.

TABLE OF CONTENT

अध्याय 1: दवा विकास का विज्ञान — 07

- दवा की खोज: चिकित्सीय लक्ष्यों की पहचान और पुष्टि करना।
- प्री-क्लिनिकल विकास: सुरक्षा और प्रभावकारिता के लिए इन विट्रो और इन विवो परीक्षण।
- क्लीनिकल विकास: प्रभावकारिता और सुरक्षा मूल्यांकन के लिए चरण I, II और III परीक्षण।
- बाजार के बाद निगरानी: दीर्घकालिक प्रभावों की निगरानी और संभावित जोखिमों की पहचान करना।

अध्याय 2: नियामक मामलों की कला — 22

- नियामक एजेंसियां और दवा अनुमोदन में उनकी भूमिका।
- नियामक पथ: बाजार अनुमोदन के विभिन्न मार्ग।
- नियामक प्रस्तुतियों के लिए नैदानिक परीक्षण डिजाइन और डेटा विश्लेषण।
- अनुमोदन प्रक्रिया को नेविगेट करने के लिए नियामक रणनीतियाँ।

अध्याय 3: दवा विकास में उभरती प्रौद्योगिकियां और रुझान — 34

- आर्टिफिशियल इंटेलिजेंस और मशीन लर्निंग: संभावित दवा उम्मीदवारों की भविष्यवाणी और दवा डिजाइन को अनुकूलित करना।
- जीन एडिटिंग और व्यक्तिगत चिकित्सा: उपचार को व्यक्तिगत रोगियों के अनुरूप बनाना।
- बड़ा डेटा और विश्लेषण: दवा विकास और नियामक निर्णय लेने में सुधार के लिए वास्तविक दुनिया के डेटा का उपयोग करना।
- 3D प्रिंटिंग और ऑर्गन-ऑन-ए-चिप टेक्नोलॉजी: बेहतर दवा परीक्षण के लिए मॉडल बनाना।

अध्याय 4: नियामक मामलों का भविष्य   48

- नियामक सामंजस्य: दवा अनुमोदन के लिए वैश्विक मानकों को संरेखित करना।
- चुस्त नियामक मार्ग: अभिनव दवाओं के लिए तेजी से अनुमोदन।
- नियामक प्रक्रियाओं में रोगी भागीदारी।
- नियामक मामलों में डिजिटल प्रौद्योगिकी की भूमिका।

अध्याय 5: निष्कर्ष   59

- दवा विकास और नियामक मामलों का भविष्य: अवसर और चुनौतियां।
- रोगियों को सुरक्षित और प्रभावी दवाओं तक पहुंच सुनिश्चित करना।
- चिकित्सा में नई प्रौद्योगिकियों के नैतिक विचार।
- नवाचार और सहयोग के माध्यम से स्वास्थ्य सेवा के भविष्य को आकार देना।

Chapter 1: The Science of Drug Development
अध्याय 1: दवा विकास का विज्ञान

चिकित्सा का भविष्य: दवा विकास में चिकित्सीय लक्ष्यों की पहचान और सत्यापन

दवा विकास एक जटिल और बहुआयामी प्रक्रिया है जिसमें दशकों का समय और अरबों रुपये का निवेश लग सकता है। इस प्रक्रिया के केंद्र में चिकित्सीय लक्ष्यों की पहचान और सत्यापन है, अर्थात, ऐसे जैविक अणु जैसे प्रोटीन, न्यूक्लिक एसिड या मेटाबोलाइट्स जो रोग प्रक्रिया में महत्वपूर्ण भूमिका निभाते हैं और जिनमें उपचारात्मक हस्तक्षेप की क्षमता होती है।

लक्ष्य खोज

चिकित्सीय लक्ष्यों की खोज कई तरह से की जा सकती है, जिनमें शामिल हैं:

- रोग जीव विज्ञान अनुसंधान: शोधकर्ता रोग के कारणों और प्रभावों को समझने के लिए बुनियादी और नैदानिक अनुसंधान करते हैं। इस शोध से ऐसे मार्गों की पहचान हो सकती है जो रोग की प्रगति में महत्वपूर्ण भूमिका निभाते हैं और चिकित्सीय हस्तक्षेप के लिए लक्ष्य के रूप में कार्य कर सकते हैं।
- जीनोमिक्स और प्रोटिओमिक्स: आनुवंशिक और प्रोटीन डेटा के बड़े पैमाने पर विश्लेषण के माध्यम से, शोधकर्ता नए लक्ष्यों की पहचान कर सकते हैं। उदाहरण के लिए, रोग से जुड़े जीनों या प्रोटीनों की पहचान की

जा सकती है और उनके संभावित चिकित्सीय लक्ष्यों के रूप में मूल्यांकन किया जा सकता है।

- कंप्यूटर-एडेड ड्रग डिज़ाइन (सीएडीडी): कंप्यूटर मॉडलिंग और सिमुलेशन का उपयोग करके, शोधकर्ता नए दवा अणुओं को डिजाइन कर सकते हैं जो विशिष्ट लक्ष्यों को बांधते हैं और उनकी गतिविधि को संशोधित करते हैं।

लक्ष्य सत्यापन

लक्ष्य की पहचान के बाद, उसे आगे के सत्यापन की आवश्यकता होती है ताकि यह सुनिश्चित किया जा सके कि यह एक उपयुक्त चिकित्सीय लक्ष्य है। सत्यापन प्रक्रिया में निम्नलिखित चरण शामिल हो सकते हैं:

- कार्यात्मक विश्लेषण: यह निर्धारित करने के लिए कि क्या लक्ष्य का वास्तव में रोग प्रक्रिया में एक महत्वपूर्ण कार्य है, विभिन्न प्रयोगशाला परीक्षण किए जाते हैं।
- लक्ष्य की अभिव्यक्ति और वितरण: यह निर्धारित करने के लिए कि लक्ष्य किस प्रकार के कोशिकाओं और ऊतकों में व्यक्त किया जाता है, और किस स्तर पर, विभिन्न जैव रासायनिक और इम्यूनोलॉजिकल assays का उपयोग किया जाता है।
- ड्रग-लक्ष्य इंटरैक्शन: यह आकलन करने के लिए कि क्या दवा अणु लक्ष्य से विशिष्ट रूप से और प्रभावी ढंग से बंध सकते हैं, प्रयोगशाला-आधारित assays का उपयोग किया जाता है।
- इन विवो मॉडल: यह निर्धारित करने के लिए कि क्या लक्ष्य को संशोधित करने से रोग के मॉडल में लाभकारी प्रभाव पड़ता है, विभिन्न जानवरों के मॉडल का उपयोग किया जाता है।

लक्ष्य सत्यापन प्रक्रिया कठिन और समय लेने वाली हो सकती है, और कई संभावित लक्ष्य विफल हो जाते हैं। हालांकि, यह एक आवश्यक

कदम है जो यह सुनिश्चित करने में मदद करता है कि नई दवाओं को विकसित करने के लिए सही लक्ष्य चुने गए हैं।

उभरते हुए रुझान

चिकित्सीय लक्ष्यों की पहचान और सत्यापन के क्षेत्र में कई उभरते रुझान हैं, जिनमें शामिल हैं:

- व्यक्तिगत चिकित्सा: यह दृष्टिकोण रोगियों के आनुवंशिक और आणविक प्रोफाइल के आधार पर चिकित्सीय लक्ष्यों को व्यक्तिगत बनाने का प्रयास करता है।

    - इन विट्रो परीक्षण: इन परीक्षणों में लक्ष्य अणु को कोशिकाओं या ऊतकों में परीक्षण किया जाता है ताकि यह निर्धारित किया जा सके कि क्या यह दवाओं के साथ बातचीत करता है और वांछित प्रभाव उत्पन्न करता है।

    - इन विवो परीक्षण: इन परीक्षणों में जीवित जानवरों में लक्ष्य अणु को लक्षित करने वाले दवाओं का परीक्षण किया जाता है ताकि यह निर्धारित किया जा सके कि क्या वे सुरक्षित और प्रभावी हैं।

    - क्लीनिकल परीक्षण: इन परीक्षणों में मनुष्यों में लक्ष्य अणु को लक्षित करने वाले दवाओं का परीक्षण किया जाता है ताकि यह निर्धारित किया जा सके कि क्या वे सुरक्षित और प्रभावी हैं और क्या वे किसी रोग के उपचार में उपयोगी हैं।

प्री-क्लीनिकल विकास: सुरक्षा और प्रभावकारिता के लिए इन विट्रो और इन विवो परीक्षण

नई दवा के विकास में प्री-क्लीनिकल विकास एक महत्वपूर्ण चरण है। इस चरण में, दवा की सुरक्षा और प्रभावकारिता का मूल्यांकन इन विट्रो (कल्चर कोशिकाओं में) और इन विवो (जीवित जानवरों में) परीक्षणों के माध्यम से किया जाता है। इन परीक्षणों का उद्देश्य यह सुनिश्चित करना है कि नई दवा सुरक्षित है और रोगियों में परीक्षण के लिए आगे बढ़ने से पहले वांछित चिकित्सीय प्रभाव उत्पन्न कर सकती है।

इन विट्रो परीक्षण

इन विट्रो परीक्षण विभिन्न प्रकार की कल्चर कोशिकाओं का उपयोग करके किया जाता है। ये परीक्षण दवा के विभिन्न जैविक प्रभावों का मूल्यांकन करने में मदद करते हैं, जिनमें शामिल हैं:

- विषाक्तता: दवा कल्चर कोशिकाओं को कितना नुकसान पहुंचाती है, यह निर्धारित करने के लिए विषाक्तता परीक्षण किया जाता है। यह जानकारी दवा की सुरक्षा के बारे में महत्वपूर्ण जानकारी प्रदान करती है।

- फार्माकोडायनामिक्स: दवा कोशिकाओं के कार्य को कैसे प्रभावित करती है, यह निर्धारित करने के लिए फार्माकोडायनामिक परीक्षण किया जाता है। यह जानकारी दवा की प्रभावकारिता के बारे में महत्वपूर्ण जानकारी प्रदान करती है।

- फार्माकोकाइनेटिक्स: दवा कोशिकाओं द्वारा कैसे अवशोषित, वितरित, चयापचय और उत्सर्जित होती है, यह निर्धारित करने के लिए फार्माकोकाइनेटिक परीक्षण किया जाता है। यह जानकारी दवा की सुरक्षा और प्रभावकारिता दोनों के लिए महत्वपूर्ण है।

इन विट्रो परीक्षणों का उपयोग दवा के विभिन्न खुराक और संयोजनों का परीक्षण करने के लिए भी किया जा सकता है ताकि यह निर्धारित किया जा सके कि क्या कोई संभावित synergistic या antagonistic प्रभाव हैं।

इन विवो परीक्षण

इन विवो परीक्षण जीवित जानवरों, जैसे कि चूहों, चूहों, खरगोशों और कुत्तों पर किए जाते हैं। ये परीक्षण इन विट्रो परीक्षणों के निष्कर्षों की पुष्टि करने और दवा की सुरक्षा और प्रभावकारिता का अधिक व्यापक मूल्यांकन करने में मदद करते हैं। इन विवो परीक्षणों में शामिल हो सकते हैं:

- विषाक्तता परीक्षण: इन परीक्षणों में जानवरों को विभिन्न खुराकों पर दवा दी जाती है और फिर समय के साथ उनके स्वास्थ्य की निगरानी की जाती है ताकि यह निर्धारित किया जा सके कि क्या कोई हानिकारक प्रभाव हैं।
- फार्माकोडायनामिक परीक्षण: इन परीक्षणों में जानवरों को दवा दी जाती है और फिर यह निर्धारित करने के लिए परीक्षण किया जाता है कि क्या दवा रोग के लक्षणों या संकेतों में सुधार करती है।
- फार्माकोकाइनेटिक परीक्षण: इन परीक्षणों में यह निर्धारित करने के लिए जानवरों को दवा दी जाती है कि दवा शरीर में कैसे अवशोषित, वितरित, चयापचय और उत्सर्जित होती है।

इन विवो परीक्षणों से प्राप्त डेटा नियामक एजेंसियों को नई दवा की सुरक्षा और प्रभावकारिता के बारे में सूचित करने में मदद करता है। यह डेटा यह भी निर्धारित करने में मदद कर सकता है कि क्या नई दवा को क्लीनिकल परीक्षणों में आगे परीक्षण के लिए आगे बढ़ना चाहिए।

प्री-क्लीनिकल विकास की चुनौतियां

प्री-क्लीनिकल विकास एक जटिल और चुनौतीपूर्ण प्रक्रिया है। इस प्रक्रिया की कुछ चुनौतियों में शामिल हैं:

- उचित मॉडल का चयन: यह सुनिश्चित करना महत्वपूर्ण है कि प्री-क्लीनिकल परीक्षणों में उपयोग किए जाने वाले मॉडल मानव रोग का यथासंभव प्रतिनिधि हैं।
- डेटा का अनुवाद: प्री-क्लीनिकल परीक्षणों से प्राप्त डेटा को हमेशा मनुष्यों में अनुवादित नहीं किया जा सकता है।

क्लीनिकल विकास: प्रभावकारिता और सुरक्षा मूल्यांकन के लिए चरण I, II और III परीक्षण

जब एक दवा प्री-क्लीनिकल विकास चरण को सफलतापूर्वक पूरा कर लेती है, तो वह क्लीनिकल विकास के चरण में प्रवेश करती है। यह वह चरण है जहां दवा को मनुष्यों में परीक्षण किया जाता है ताकि यह निर्धारित किया जा सके कि क्या यह सुरक्षित और प्रभावी है। क्लीनिकल विकास को आम तौर पर तीन चरणों में विभाजित किया जाता है: चरण I, चरण II और चरण III।

चरण I परीक्षण

चरण I परीक्षण आमतौर पर स्वस्थ स्वयंसेवकों के एक छोटे समूह (20-100) में किए जाते हैं। इन परीक्षणों का मुख्य उद्देश्य यह निर्धारित करना है कि दवा सुरक्षित है और मनुष्यों द्वारा सहन की जा सकती है। चरण I परीक्षणों में आम तौर पर शामिल हैं:

- खुराक निर्धारण: यह निर्धारित करने के लिए कि दवा का कौन सा खुराक सबसे सुरक्षित और सबसे प्रभावी है, विभिन्न खुराकों पर स्वयंसेवकों को दवा दी जाती है।
- फार्माकोकाइनेटिक्स: यह निर्धारित करने के लिए कि दवा शरीर में कैसे अवशोषित, वितरित, चयापचय और उत्सर्जित होती है, स्वयंसेवकों को दवा दी जाती है और फिर उनके रक्त और मूत्र के नमूनों का विश्लेषण किया जाता है।
- प्रारंभिक सुरक्षा मूल्यांकन: यह निर्धारित करने के लिए कि क्या दवा किसी भी गंभीर दुष्प्रभाव का कारण बनती है, स्वयंसेवकों को बारीकी से देखा जाता है।

चरण ।। परीक्षण

चरण ।। परीक्षण आमतौर पर ऐसे रोगियों के एक बड़े समूह (100-300) में किया जाता है जिन्हें उस स्थिति या बीमारी है जिसके लिए दवा विकसित की जा रही है। इन परीक्षणों का मुख्य उद्देश्य यह निर्धारित करना है कि क्या दवा प्रभावी है और क्या यह रोगियों में रोग के लक्षणों या संकेतों में सुधार कर सकती है। चरण ।। परीक्षणों में आम तौर पर शामिल हैं:

- प्रभावकारिता का मूल्यांकन: यह निर्धारित करने के लिए कि क्या दवा प्रभावी है, रोगियों को दवा या प्लेसीबो (एक निष्क्रिय पदार्थ) दिया जाता है और फिर उनके लक्षणों या संकेतों में सुधार के लिए देखा जाता है।
- खुराक पुष्टिकरण: यह निर्धारित करने के लिए कि दवा का कौन सा खुराक सबसे प्रभावी है, रोगियों को विभिन्न खुराकों पर दवा दी जाती है।
- सुरक्षा निगरानी: यह निर्धारित करने के लिए कि क्या दवा किसी भी गंभीर दुष्प्रभाव का कारण बनती है, रोगियों को बारीकी से देखा जाता है।

चरण ।।। परीक्षण

चरण ।।। परीक्षण आमतौर पर कई हजार रोगियों के एक बड़े समूह में किया जाता है। इन परीक्षणों का मुख्य उद्देश्य यह निर्धारित करना है कि क्या दवा सुरक्षित और प्रभावी है और क्या इसे नियामक अनुमोदन के लिए दायर किया जा सकता है। चरण ।।। परीक्षणों में आम तौर पर शामिल हैं:

- दवा की प्रभावकारिता और सुरक्षा की पुष्टि: चरण ।। परीक्षणों से प्राप्त परिणामों की पुष्टि करने के लिए, रोगियों को दवा या प्लेसीबो दिया जाता है और फिर उनके लक्षणों या संकेतों में सुधार के लिए देखा जाता है।

- लंबी अवधि की सुरक्षा मूल्यांकन: यह निर्धारित करने के लिए कि क्या दवा लंबे समय तक उपयोग के लिए सुरक्षित है, रोगियों को दवा दी जाती है और फिर समय के साथ उनकी सुरक्षा की निगरानी की जाती है।

- आर्थिक मूल्यांकन: यह निर्धारित करने के लिए कि क्या दवा लागत-प्रभावी है, दवा की लागत को उसके लाभों के विरुद्ध तौला जाता है।

क्लीनिकल विकास: प्रभावकारिता और सुरक्षा मूल्यांकन के लिए चरण I, II और III परीक्षण

जब एक दवा प्री-क्लीनिकल विकास चरण को सफलतापूर्वक पूरा कर लेती है, तो वह क्लीनिकल विकास के चरण में प्रवेश करती है। यह वह चरण है जहां दवा को मनुष्यों में परीक्षण किया जाता है ताकि यह निर्धारित किया जा सके कि क्या यह सुरक्षित और प्रभावी है। क्लीनिकल विकास को आम तौर पर तीन चरणों में विभाजित किया जाता है: चरण I, चरण II और चरण III।

चरण I परीक्षण

चरण I परीक्षण आमतौर पर स्वस्थ स्वयंसेवकों के एक छोटे समूह (20-100) में किए जाते हैं। इन परीक्षणों का मुख्य उद्देश्य यह निर्धारित करना है कि दवा सुरक्षित है और मनुष्यों द्वारा सहन की जा सकती है। चरण I परीक्षणों में आम तौर पर शामिल हैं:

- खुराक निर्धारण: यह निर्धारित करने के लिए कि दवा का कौन सा खुराक सबसे सुरक्षित और सबसे प्रभावी है, विभिन्न खुराकों पर स्वयंसेवकों को दवा दी जाती है।
- फार्माकोकाइनेटिक्स: यह निर्धारित करने के लिए कि दवा शरीर में कैसे अवशोषित, वितरित, चयापचय और उत्सर्जित होती है, स्वयंसेवकों को दवा दी जाती है और फिर उनके रक्त और मूत्र के नमूनों का विश्लेषण किया जाता है।
- प्रारंभिक सुरक्षा मूल्यांकन: यह निर्धारित करने के लिए कि क्या दवा किसी भी गंभीर दुष्प्रभाव का कारण बनती है, स्वयंसेवकों को बारीकी से देखा जाता है।

चरण II परीक्षण

चरण ॥ परीक्षण आमतौर पर ऐसे रोगियों के एक बड़े समूह (100-300) में किया जाता है जिन्हें उस स्थिति या बीमारी है जिसके लिए दवा विकसित की जा रही है। इन परीक्षणों का मुख्य उद्देश्य यह निर्धारित करना है कि क्या दवा प्रभावी है और क्या यह रोगियों में रोग के लक्षणों या संकेतों में सुधार कर सकती है। चरण ॥ परीक्षणों में आम तौर पर शामिल हैं:

- प्रभावकारिता का मूल्यांकन: यह निर्धारित करने के लिए कि क्या दवा प्रभावी है, रोगियों को दवा या प्लेसीबो (एक निष्क्रिय पदार्थ) दिया जाता है और फिर उनके लक्षणों या संकेतों में सुधार के लिए देखा जाता है।
- खुराक पुष्टिकरण: यह निर्धारित करने के लिए कि दवा का कौन सा खुराक सबसे प्रभावी है, रोगियों को विभिन्न खुराकों पर दवा दी जाती है।
- सुरक्षा निगरानी: यह निर्धारित करने के लिए कि क्या दवा किसी भी गंभीर दुष्प्रभाव का कारण बनती है, रोगियों को बारीकी से देखा जाता है।

चरण ॥। परीक्षण

चरण ॥। परीक्षण आमतौर पर कई हजार रोगियों के एक बड़े समूह में किया जाता है। इन परीक्षणों का मुख्य उद्देश्य यह निर्धारित करना है कि क्या दवा सुरक्षित और प्रभावी है और क्या इसे नियामक अनुमोदन के लिए दायर किया जा सकता है। चरण ॥। परीक्षणों में आम तौर पर शामिल हैं:

- दवा की प्रभावकारिता और सुरक्षा की पुष्टि: चरण ॥ परीक्षणों से प्राप्त परिणामों की पुष्टि करने के लिए, रोगियों को दवा या प्लेसीबो दिया जाता है और फिर उनके लक्षणों या संकेतों में सुधार के लिए देखा जाता है।
- लंबी अवधि की सुरक्षा मूल्यांकन: यह निर्धारित करने के लिए कि क्या दवा लंबे समय तक उपयोग के लिए सुरक्षित है, रोगियों को दवा दी जाती है और फिर समय के साथ उनकी सुरक्षा की निगरानी की जाती है।

- आर्थिक मूल्यांकन: यह निर्धारित करने के लिए कि क्या दवा लागत-प्रभावी है, दवा की लागत को उसके लाभों के विरुद्ध तौला जाता है।

बाजार के बाद निगरानी: दीर्घकालिक प्रभावों की निगरानी और संभावित जोखिमों की पहचान

नई दवाओं को बाजार में लाने के बाद भी यह सुनिश्चित करना महत्वपूर्ण है कि वे सुरक्षित और प्रभावी हैं। बाजार के बाद की निगरानी (PMS) एक प्रक्रिया है जिसके द्वारा दवाओं के दीर्घकालिक प्रभावों की निगरानी की जाती है और संभावित जोखिमों की पहचान की जाती है। PMS दवाओं के सुरक्षित और प्रभावी उपयोग को सुनिश्चित करने के लिए महत्वपूर्ण है।

PMS के उद्देश्य

PMS के कई महत्वपूर्ण उद्देश्य हैं, जिनमें शामिल हैं:

- नई सुरक्षा जानकारी की पहचान करना: PMS दवाओं के उपयोग के साथ जुड़े नए सुरक्षा जोखिमों की पहचान कर सकता है जो नैदानिक परीक्षणों में नहीं देखे गए थे।
- लाभ-जोखिम अनुपात को अद्यतन करना: PMS नए सुरक्षा जानकारी के प्रकाश में दवाओं के लाभ-जोखिम अनुपात को अद्यतन कर सकता है।
- दवा लेबलिंग को अपडेट करना: PMS दवाओं के लेबलिंग को नए सुरक्षा जानकारी को शामिल करने के लिए अपडेट कर सकता है।
- नियामक कार्रवाई करना: PMS नियामक एजेंसियों को दवा की सुरक्षा से संबंधित कार्रवाई करने के लिए प्रेरित कर सकता है, जैसे कि चेतावनी जारी करना या दवा को बाजार से वापस लेना।

PMS के तरीके

PMS विभिन्न तरीकों का उपयोग करके किया जा सकता है, जिनमें शामिल हैं:

- स्वास्थ्य पेशेवर रिपोर्टिंग: स्वास्थ्य पेशेवरों को किसी भी संदिग्ध प्रतिकूल दवा प्रतिक्रिया (ADR) की रिपोर्ट करने की आवश्यकता होती है। ये रिपोर्ट नियामक एजेंसियों को दवाओं के साथ जुड़े संभावित जोखिमों की पहचान करने में मदद करती हैं।

- रोगी रिपोर्टिंग: कुछ देशों में, रोगियों को भी प्रतिकूल दवा प्रतिक्रियाओं की रिपोर्ट करने की अनुमति है। यह रोगियों को उनकी दवाओं के बारे में किसी भी चिंता के बारे में बताने का एक महत्वपूर्ण अवसर प्रदान करता है।

- फार्माकोएपीडेमियोलॉजिकल अध्ययन: फार्माकोएपीडेमियोलॉजिकल अध्ययन बड़े डेटाबेस का उपयोग करके दवाओं के सुरक्षा जोखिमों की पहचान करने के लिए किए जाते हैं।

- रजिस्ट्रियां: कुछ दवाओं के लिए, रजिस्ट्रियां स्थापित की जाती हैं ताकि दवाओं के दीर्घकालिक प्रभावों की निगरानी की जा सके।

PMS के लाभ

PMS दवाओं के सुरक्षित और प्रभावी उपयोग के लिए कई महत्वपूर्ण लाभ प्रदान करता है, जिनमें शामिल हैं:

- दवा सुरक्षा में सुधार: PMS नई सुरक्षा जानकारी की पहचान करने और नियामक कार्रवाई करने में मदद कर सकता है, जिससे दवाओं के सुरक्षित उपयोग में सुधार हो सकता है।

- रोगी देखभाल में सुधार: PMS स्वास्थ्य पेशेवरों को दवाओं के सुरक्षा जोखिमों के बारे में अधिक जानने में मदद कर सकता है, जिससे वे बेहतर रोगी देखभाल प्रदान कर सकते हैं।

- सार्वजनिक स्वास्थ्य की रक्षा: PMS सार्वजनिक स्वास्थ्य की रक्षा में मदद कर सकता है क्योंकि यह नियामक एजेंसियों को दवाओं के सुरक्षा जोखिमों को प्रबंधित करने के लिए कार्रवाई करने में सक्षम बनाता है।

PMS की चुनौतियां

PMS कई चुनौतियों का सामना करता है, जिनमें शामिल हैं:

- डेटा की कमी: कभी-कभी, दवाओं के दीर्घकालिक प्रभावों को समझने के लिए पर्याप्त डेटा उपलब्ध नहीं होता है।
- रिपोर्टिंग कम: कुछ प्रतिकूल दवा प्रतिक्रियाओं को रिपोर्ट नहीं किया जाता है, जिससे PMS प्रक्रिया कम प्रभावी हो सकती है।

  - स्वास्थ्य देखभाल पेशेवरों से रिपोर्ट: स्वास्थ्य देखभाल पेशेवरों को दवा के किसी भी संदिग्ध दुष्प्रभावों की रिपोर्ट करना आवश्यक है।
  - रोगियों से रिपोर्ट: रोगियों को दवा के किसी भी अनुभव या दुष्प्रभावों की रिपोर्ट करने के लिए प्रोत्साहित किया जाता है।
  - स्वतंत्र डेटा स्रोतों की समीक्षा: नियामक एजेंसियां दवा की सुरक्षा और प्रभावकारिता के बारे में जानकारी प्राप्त करने के लिए स्वतंत्र डेटा स्रोतों, जैसे कि मेडिकल जर्नल और नैदानिक परीक्षण डेटाबेस की समीक्षा करती हैं।
  - फार्माकोविजिलेंस अध्ययन: फार्माकोविजिलेंस अध्ययन दवा की सुरक्षा और प्रभावकारिता के बारे में विशिष्ट जानकारी प्राप्त करने के लिए आयोजित किए जाते हैं।

बाजार के बाद निगरानी के महत्व

बाजार के बाद की निगरानी दवा सुरक्षा का एक महत्वपूर्ण हिस्सा है। यह सुनिश्चित करने में मदद करती है कि दवाओं का उपयोग सुरक्षित और प्रभावी है और रोगियों को अनावश्यक जोखिम से बचाता है। बाजार के बाद की निगरानी से प्राप्त जानकारी नियामक एजेंसियों को दवाओं के जोखिम-लाभ अनुपात का आकलन करने और आवश्यकतानुसार दवा अनुमोदन के फैसले को संशोधित करने में मदद करती है।

Chapter 2: The Art of Regulatory Affairs
अध्याय 2: नियामक मामलों की कला

नियामक एजेंसियां और दवा अनुमोदन में उनकी भूमिका

नई दवाओं के विकास और विपणन में नियामक एजेंसियों की महत्वपूर्ण भूमिका होती है। ये एजेंसियां यह सुनिश्चित करने के लिए जिम्मेदार हैं कि दवाएं सुरक्षित और प्रभावी हैं और सार्वजनिक स्वास्थ्य के लिए कोई अनुचित जोखिम नहीं पेश करती हैं।

प्रमुख नियामक एजेंसियां

दुनिया भर में कई नियामक एजेंसियां हैं जो दवा अनुमोदन की प्रक्रिया को नियंत्रित करती हैं। कुछ सबसे प्रमुख नियामक एजेंसियों में शामिल हैं:

- यूनाइटेड स्टेट्स फूड एंड ड्रग एडमिनिस्ट्रेशन (FDA)
- यूरोपीय मेडिसिन एजेंसी (EMA)
- जापान के फार्मास्युटिकल और मेडिकल डिवाइस एजेंसी (PMDA)
- हेल्थ कनाडा
- दवा नियंत्रक जनरल ऑफ इंडिया (DCGI)

दवा अनुमोदन प्रक्रिया

नई दवा को बाजार में लाने के लिए, उसे नियामक एजेंसी से अनुमोदन प्राप्त करना आवश्यक है। अनुमोदन प्रक्रिया में आम तौर पर निम्नलिखित चरण शामिल होते हैं:

1. क्लीनिकल परीक्षण: दवा की सुरक्षा और प्रभावकारिता का निर्धारण करने के लिए नैदानिक परीक्षण किए जाते हैं।
2. नियामक फाइलिंग: दवा निर्माता नियामक एजेंसी को एक नई दवा आवेदन (NDA) या जैविक लाइसेंस अनुप्रयोग (BLA) प्रस्तुत करता है।
3. नियामक समीक्षा: नियामक एजेंसी दवा की सुरक्षा और प्रभावकारिता का आकलन करने के लिए NDA/BLA की समीक्षा करती है।
4. अनुमोदन या अस्वीकार: यदि नियामक एजेंसी यह निर्धारित करती है कि दवा सुरक्षित और प्रभावी है, तो वह अनुमोदन प्रदान करती है। यदि नहीं, तो वह आवेदन को अस्वीकार कर देती है।
5. पोस्ट-मार्केटिंग निगरानी: एक बार दवा को मंजूरी दे दी जाती है, तो नियामक एजेंसी दवा की सुरक्षा और प्रभावकारिता की निगरानी करना जारी रखती है।

नियामक एजेंसियों के कार्य

नियामक एजेंसियां दवा अनुमोदन प्रक्रिया के अलावा कई अन्य महत्वपूर्ण कार्य करती हैं, जिनमें शामिल हैं:

- दवाओं के सुरक्षा और प्रभावकारिता के बारे में जानकारी का प्रसार: नियामक एजेंसियां सार्वजनिक रूप से दवाओं के बारे में जानकारी जारी करती हैं, जिसमें सुरक्षा चेतावनियां और दवा लेबल शामिल हैं।
- दवा निर्माताओं के साथ सहयोग: नियामक एजेंसियां दवा निर्माताओं के साथ सहयोग करती हैं ताकि यह सुनिश्चित किया जा सके कि दवाओं का विकास और विपणन सुरक्षित और प्रभावी तरीके से किया जाता है।
- नई तकनीकों का मूल्यांकन: नियामक एजेंसियां नई दवा विकास तकनीकों का मूल्यांकन करती हैं ताकि यह सुनिश्चित किया जा सके कि वे सुरक्षित और प्रभावी हैं।

- दवाओं के दुरुपयोग और दुरुपयोग को रोकना: नियामक एजेंसियां दवाओं के दुरुपयोग और दुरुपयोग को रोकने के लिए काम करती हैं।

नियामक एजेंसियों के सामने चुनौतियां

नियामक एजेंसियां कई चुनौतियों का सामना करती हैं, जिनमें शामिल हैं:

- नई तकनीकों का आकलन: नई दवा विकास तकनीकों का तेजी से विकास हो रहा है, जिससे नियामक एजेंसियों को इन तकनीकों की सुरक्षा और प्रभावकारिता का आकलन करने के लिए संघर्ष करना पड़ रहा है।

दवा अनुमोदन प्रक्रिया को बेहतर बनाने के लिए कई प्रयास किए जा रहे हैं, जिनमें शामिल हैं:

- नियामक प्रक्रिया को सरल बनाना
- दवाओं के विकास की लागत को कम करना
- क्लीनिकल परीक्षणों की दक्षता में सुधार करना

निष्कर्ष

नियामक एजेंसियां दवा अनुमोदन प्रक्रिया में एक महत्वपूर्ण भूमिका निभाती हैं। वे यह सुनिश्चित करने के लिए जिम्मेदार हैं कि दवाएं सुरक्षित और प्रभावी हैं

नियामक पथ: बाजार अनुमोदन के विभिन्न मार्ग

नई दवाओं को बाजार में लाने के लिए कई नियामक मार्ग हैं। प्रत्येक पथ की अपनी आवश्यकताएं और समयसीमा होती है, और सबसे उपयुक्त पथ दवा के चिकित्सीय क्षेत्र, नैदानिक परीक्षणों के परिणामों और अन्य कारकों पर निर्भर करता है।

विभिन्न नियामक पथों का एक सिंहावलोकन:

1. नया औषधि आवेदन (NDA):

यह सबसे आम नियामक मार्ग है और इसका उपयोग उन दवाओं के लिए किया जाता है जो नई सक्रिय संस्थाएं (NAE) हैं या पहले किसी भी देश में अनुमोदित नहीं की गई हैं। NDA के लिए आवश्यक है कि नैदानिक परीक्षणों के तीन चरणों को पूरा किया जाए, और इसमें शामिल डेटा प्रस्तुत किया जाए जो दवा की सुरक्षा और प्रभावकारिता को प्रदर्शित करता है।

2. संक्षिप्त नया औषधि आवेदन (ANDA):

ANDA का उपयोग उन दवाओं के लिए किया जाता है जो पहले से ही अनुमोदित दवा (रेफरेंस लिस्टेड ड्रग - RLD) के समकक्ष हैं। ANDA को केवल जीवविष-समानता अध्ययन की आवश्यकता होती है, जो यह प्रदर्शित करता है कि ANDA दवा RLD के जैविक रूप से समकक्ष है।

3. त्वरित अनुमोदन:

त्वरित अनुमोदन का उपयोग गंभीर या जानलेवा बीमारियों के इलाज के लिए दवाओं के लिए किया जा सकता है, जहां नैदानिक परीक्षणों से प्रारंभिक डेटा से पता चलता है कि दवा में महत्वपूर्ण लाभ हैं। त्वरित

अनुमोदन के बाद, दवा निर्माता को एक पुष्टिकरण अध्ययन करना चाहिए जो दवा के नैदानिक लाभ की पुष्टि करता है।

4. प्राथमिकता समीक्षा:

प्राथमिकता समीक्षा का उपयोग उन दवाओं के लिए किया जा सकता है जो सार्वजनिक स्वास्थ्य के लिए एक बड़ी चिंता का विषय हैं या नैदानिक आवश्यकता को पूरा करती हैं। प्राथमिकता समीक्षा का मतलब है कि नियामक एजेंसी दवा की समीक्षा प्रक्रिया को तेज कर देगी।

5. सफलतापूर्वक चिकित्सा उपचार:

Breakthrough Therapy Designation का उपयोग उन दवाओं के लिए किया जा सकता है जो गंभीर या जानलेवा बीमारी का इलाज करने के लिए अभिप्रेत हैं और नैदानिक परीक्षणों से प्रारंभिक डेटा से पता चलता है कि दवा में महत्वपूर्ण सुधार हो सकता है। ब्रेकथ्रू थेरेपी पदनाम के बाद, नियामक एजेंसी दवा के विकास और अनुमोदन प्रक्रिया को तेज करेगी।

6. मान्यता प्राप्त दवाओं के लिए विनियामक रास्ते:

कुछ देशों में, मान्यता प्राप्त दवाओं के लिए विनियामक रास्ते हैं। इन रास्तों का उपयोग उन दवाओं के लिए किया जा सकता है जिन्हें पहले से ही दूसरे देश में अनुमोदित किया गया है, और इसमें डेटा की एक कम मात्रा की आवश्यकता हो सकती है।

7. दुर्लभ बीमारियों के लिए दवाओं के विकास और अनुमोदन के लिए विशेष प्रावधान:

कुछ नियामक एजेंसियों के पास दुर्लभ बीमारियों के लिए दवाओं के विकास और अनुमोदन के लिए विशेष प्रावधान हैं। इनमें संशोधित

नैदानिक परीक्षण आवश्यकताएं, त्वरित समीक्षा प्रक्रियाएं और नियामक सहायता शामिल हो सकती है।

विभिन्न नियामक पथों का चयन करने के लिए कारक:

- दवा का चिकित्सीय क्षेत्र
- नैदानिक परीक्षणों के परिणाम
- दवा के विकास की समयसीमा
- दवा की लागत
- दवा की सुरक्षा प्रोफ़ाइल

कुछ वैकल्पिक नियामक मार्गों में शामिल हैं:

- फास्ट ट्रैक: यह मार्ग गंभीर बीमारियों के इलाज के लिए दवाओं के विकास को तेज करने के लिए इस्तेमाल किया जा सकता है।
- प्राथमिकता समीक्षा: यह मार्ग दवाओं के विकास को तेज करने के लिए इस्तेमाल किया जा सकता है जो एक अप्रभावित चिकित्सा आवश्यकता को पूरा करते हैं।
- एक्सेलरेटेड अनुमोदन: यह मार्ग गंभीर बीमारियों के इलाज के लिए दवाओं के विकास को तेज करने के लिए इस्तेमाल किया जा सकता है जब एक प्र surrogate endpoint के आधार पर दवा के लाभ का अनुमान लगाया जा सकता है।
- ब्रेकथ्रू थेरेपी: यह मार्ग गंभीर या जीवन-धमकाने वाली बीमारियों के इलाज के लिए दवाओं के विकास को तेज करने के लिए इस्तेमाल किया जा सकता है जब दवा प्रारंभिक नैदानिक परीक्षणों में महत्वपूर्ण सुधार दिखाती है।

- एडाप्टिव पथ: यह मार्ग नैदानिक परीक्षणों के डिजाइन और निष्पादन को अधिक लचीला बनाने के लिए इस्तेमाल किया जा सकता है, जिससे दवाओं को विकसित करने में लगने वाला समय कम हो सकता है।

वैकल्पिक नियामक मार्गों का उपयोग करते समय, नियामक एजेंसियां दवा की सुरक्षा और प्रभावकारिता सुनिश्चित करने के लिए अतिरिक्त डेटा जमा करने के लिए दवा निर्माताओं को आवश्यक बना सकती हैं।

नियामक पथ का चयन

नियामक पथ का चयन करते समय, दवा निर्माताओं को दवा के जोखिम-लाभ अनुपात और दवा को बाजार में लाने की तात्कालिकता को ध्यान में रखना चाहिए। पारंपरिक नियामक मार्ग सबसे व्यापक और विश्वसनीय तरीका है यह सुनिश्चित करने के लिए कि दवा सुरक्षित और प्रभावी है, लेकिन यह सबसे तेज या सबसे किफायती विकल्प नहीं है। वैकल्पिक नियामक मार्ग तेज और कम खर्चीले हो सकते हैं

नियामक सबमिशन के लिए क्लिनिकल ट्रायल डिजाइन और डेटा विश्लेषण

नई दवाओं के विकास में, नियामक सबमिशन के लिए क्लिनिकल ट्रायल डिजाइन और डेटा विश्लेषण महत्वपूर्ण कदम हैं। ये प्रक्रियाएं यह सुनिश्चित करती हैं कि दवा की सुरक्षा और प्रभावकारिता का ठीक से मूल्यांकन किया गया है और नियामक एजेंसियों को निर्णय लेने के लिए आवश्यक सभी जानकारी उपलब्ध है।

क्लिनिकल ट्रायल डिजाइन

क्लीनिकल परीक्षण डिजाइन में निम्नलिखित तत्व शामिल हैं:

- अध्ययन के उद्देश्य: अध्ययन के उद्देश्य को स्पष्ट रूप से परिभाषित किया जाना चाहिए ताकि यह सुनिश्चित किया जा सके कि डेटा संग्रह अध्ययन के सवालों का उत्तर देने के लिए उपयुक्त है।
- नैदानिक अध्ययन प्रकार: अध्ययन के प्रकार को निर्धारित किया जाना चाहिए, जैसे कि चरण I, चरण II, या चरण III अध्ययन।
- अध्ययन की आबादी: अध्ययन में भाग लेने वाले व्यक्तियों को स्पष्ट रूप से परिभाषित किया जाना चाहिए।
- दवा खुराक और प्रशासन: दवा की खुराक और प्रशासन को निर्धारित किया जाना चाहिए।
- अध्ययन के मापदंड: अध्ययन के प्राथमिक और माध्यमिक मापदंडों को निर्धारित किया जाना चाहिए।
- आंकड़े विश्लेषण योजना: अध्ययन के आंकड़े विश्लेषण योजना को पहले से निर्धारित किया जाना चाहिए।

क्लीनिकल ट्रायल डिजाइन प्रक्रिया में विभिन्न हितधारकों को शामिल किया जाता है, जिसमें शोधकर्ता, नियामक एजेंसियां, और प्रायोजक शामिल हैं।

डेटा विश्लेषण

नियामक सबमिशन के लिए डेटा विश्लेषण में निम्नलिखित चरण शामिल हैं:

- डेटा संग्रह: अध्ययन के दौरान डेटा को एकत्रित, संग्रहीत और प्रबंधित किया जाना चाहिए।
- डेटा सफाई: डेटा को त्रुटियों और विसंगतियों के लिए साफ किया जाना चाहिए।
- डेटा विश्लेषण: डेटा का विश्लेषण किया जाना चाहिए ताकि अध्ययन के प्राथमिक और माध्यमिक मापदंडों का मूल्यांकन किया जा सके।
- परिणामों की रिपोर्टिंग: परिणामों को एक अध्ययन रिपोर्ट में स्पष्ट, संक्षिप्त और सटीक रूप से बताया जाना चाहिए।

नियामक सबमिशन के लिए डेटा विश्लेषण प्रक्रिया में सांख्यिकीविदों और डेटा विश्लेषकों सहित विभिन्न विशेषज्ञों को शामिल किया जाता है।

नियामक आवश्यकताओं

नियामक एजेंसियों को नियामक सबमिशन के लिए विशिष्ट आवश्यकताओं का पालन करना चाहिए। ये आवश्यकताएं क्लिनिकल ट्रायल डिजाइन, डेटा विश्लेषण और अध्ययन रिपोर्टिंग प्रक्रियाओं को शामिल करती हैं।

अवश्यकताओं का पालन करने से यह सुनिश्चित होता है कि नियामक एजेंसियों को दवा की सुरक्षा और प्रभावकारिता का मूल्यांकन करने के लिए आवश्यक सभी जानकारी उपलब्ध है।

चुनौतियां

नियामक सबमिशन के लिए क्लिनिकल ट्रायल डिजाइन और डेटा विश्लेषण में कई चुनौतियां हैं, जिनमें शामिल हैं:

- क्लीनिकल ट्रायल डिजाइन करने की जटिलता
- डेटा संग्रह और प्रबंधन की कठिनाई
- डेटा विश्लेषण की जटिलता
- नियामक आवश्यकताओं का पालन करने की चुनौती

इन चुनौतियों को दूर करने के लिए, शोधकर्ताओं, नियामक एजेंसियों और प्रायोजकों को एक साथ काम करने और सर्वोत्तम प्रथाओं को साझा करने की आवश्यकता है।

निष्कर्ष

नियामक सबमिशन के लिए क्लिनिकल ट्रायल डिजाइन और डेटा विश्लेषण नई दवाओं के विकास में महत्वपूर्ण कदम हैं। ये प्रक्रियाएं यह सुनिश्चित करती हैं कि दवा की सुरक्षा और प्रभावकारिता का ठीक से मूल्यांकन किया गया है

बाजार के बाद निगरानी: दीर्घकालिक प्रभावों की निगरानी और संभावित जोखिमों की पहचान

नई दवाओं के विकास में, बाजार के बाद की निगरानी (पोस्ट-मार्केटिंग सर्विलांस) एक महत्वपूर्ण चरण है। यह सुनिश्चित करने के लिए आवश्यक है कि दवा सुरक्षित और प्रभावी है और रोगियों के स्वास्थ्य के लिए कोई अप्रत्याशित जोखिम नहीं है।

बाजार के बाद निगरानी के उद्देश्य

- दीर्घकालिक सुरक्षा की निगरानी: नैदानिक परीक्षणों में दवा के दीर्घकालिक प्रभावों को पूरी तरह से समझना संभव नहीं है। बाजार के बाद की निगरानी यह सुनिश्चित करने में मदद करती है कि दवा लंबे समय तक उपयोग के लिए सुरक्षित है।

- प्रभावकारिता की निगरानी: नैदानिक परीक्षणों में दवा की प्रभावकारिता को नियंत्रित स्थितियों में मापा जाता है। बाजार के बाद की निगरानी यह सुनिश्चित करने में मदद करती है कि दवा वास्तविक दुनिया की स्थितियों में भी प्रभावी है।

- नए जोखिमों की पहचान: नैदानिक परीक्षणों में दवा के सभी संभावित दुष्प्रभावों को पहचानना संभव नहीं है। बाजार के बाद की निगरानी यह सुनिश्चित करने में मदद करती है कि किसी भी नए जोखिमों की शीघ्र पहचान की जाती है और उनका समाधान किया जाता है।

- दवाओं के उपयोग की निगरानी: बाजार के बाद की निगरानी यह सुनिश्चित करने में मदद करती है कि दवाओं का उपयोग उचित रूप से किया जा रहा है और दुरुपयोग या दुरुपयोग नहीं किया जा रहा है।

बाजार के बाद निगरानी के तरीके

- स्वास्थ्य देखभाल पेशेवरों से रिपोर्ट: स्वास्थ्य देखभाल पेशेवरों को दवा के किसी भी संदिग्ध दुष्प्रभावों की रिपोर्ट करना आवश्यक है।

- रोगियों से रिपोर्ट: रोगियों को दवा के किसी भी अनुभव या दुष्प्रभावों की रिपोर्ट करने के लिए प्रोत्साहित किया जाता है।
- स्वतंत्र डेटा स्रोतों की समीक्षा: नियामक एजेंसियां मेडिकल जर्नल और नैदानिक परीक्षण डेटाबेस जैसे स्वतंत्र डेटा स्रोतों की समीक्षा करती हैं।
- फार्माकोविजिलेंस अध्ययन: दवा की सुरक्षा और प्रभावकारिता के बारे में विशिष्ट जानकारी प्राप्त करने के लिए फार्माकोविजिलेंस अध्ययन आयोजित किए जाते हैं।

बाजार के बाद निगरानी का महत्व

- जनता की सुरक्षा के लिए बाजार के बाद की निगरानी महत्वपूर्ण है।
- यह सुनिश्चित करने में मदद करता है कि दवाएं सुरक्षित और प्रभावी हैं और रोगियों को अनावश्यक जोखिम से बचाता है।
- बाजार के बाद की निगरानी से प्राप्त जानकारी नियामक एजेंसियों को दवाओं के जोखिम-लाभ अनुपात का आकलन करने और आवश्यकतानुसार दवा अनुमोदन के फैसले को संशोधित करने में मदद करती है।

बाजार के बाद निगरानी में चुनौतियां

- दुष्प्रभावों की कम रिपोर्टिंग: दुष्प्रभावों का पता लगाना और रिपोर्ट करना मुश्किल हो सकता है, खासकर दुर्लभ या गंभीर दुष्प्रभावों के लिए।
- डेटा का एकीकरण: बाजार के बाद की निगरानी डेटा कई स्रोतों से आता है, जिसे एकीकृत करने और विश्लेषण करने की आवश्यकता है।
- दवा की सुरक्षा के बारे में गलत सूचना: सोशल मीडिया और अन्य स्रोतों के माध्यम से दवा की सुरक्षा के बारे में गलत सूचना फैल सकती है।
- नियामक प्रक्रिया की जटिलता: बाजार के बाद की निगरानी प्रक्रिया जटिल और समय लेने वाली हो सकती है।

Chapter 2: The Art of Regulatory Affairs
अध्याय 2: नियामक मामलों की कला

नियामक एजेंसियां और दवा अनुमोदन में उनकी भूमिका

जब कोई नई दवा विकसित होती है, तो उसे बाजार में उतारने से पहले नियामक एजेंसियों से अनुमोदन प्राप्त करना आवश्यक होता है। ये एजेंसियां जनता के स्वास्थ्य की रक्षा के लिए जिम्मेदार हैं और यह सुनिश्चित करती हैं कि दवाएं सुरक्षित और प्रभावी हैं।

नियामक एजेंसियों के कार्य

नियामक एजेंसियों के कई कार्य हैं, जिनमें शामिल हैं:

- नई दवाओं की सुरक्षा और प्रभावकारिता का मूल्यांकन करना: नियामक एजेंसियां नैदानिक परीक्षणों के डेटा की समीक्षा करती हैं और दवा के लाभों और जोखिमों को तौलती हैं।

- दवाओं के निर्माण और बिक्री को नियंत्रित करना: नियामक एजेंसियां दवाओं के निर्माण, लेबलिंग और विपणन के लिए दिशानिर्देश निर्धारित करती हैं।

- दवाओं के दुष्प्रभावों की निगरानी करना: नियामक एजेंसियां दवाओं के सुरक्षा प्रोफाइल की निगरानी करती हैं और नई सुरक्षा चिंताओं की पहचान करने में मदद करती हैं।

- दवा निर्माताओं को दवाओं के सुरक्षित और प्रभावी उपयोग के बारे में जानकारी प्रदान करना: नियामक एजेंसियां दवा निर्माताओं को सुरक्षा

जानकारी प्रदान करती हैं और दवाओं के उपयोग के लिए लेबल तैयार करने में उनकी सहायता करती हैं।

नियामक एजेंसियों के प्रकार

दुनिया भर में कई नियामक एजेंसियां हैं, जिनमें शामिल हैं:

- यूएस फूड एंड ड्रग एडमिनिस्ट्रेशन (एफडीए): संयुक्त राज्य अमेरिका में दवाओं का अनुमोदन करने के लिए जिम्मेदार।
- यूरोपीय मेडिसिन एजेंसी (ईएमए): यूरोपीय संघ में दवाओं का अनुमोदन करने के लिए जिम्मेदार।
- जापान का फार्मास्युटिकल और मेडिकल डिवाइसेस एजेंसी (पीएमडीए): जापान में दवाओं का अनुमोदन करने के लिए जिम्मेदार।
- केंद्रीय औषधि मानक नियंत्रण संगठन (सीडीएससीओ): भारत में दवाओं का अनुमोदन करने के लिए जिम्मेदार।

दवा अनुमोदन प्रक्रिया

दवा अनुमोदन प्रक्रिया में आम तौर पर निम्नलिखित चरण शामिल होते हैं:

1. पूर्व-नैदानिक विकास: इस चरण में, दवा को प्रयोगशाला और पशु अध्ययन में सुरक्षा और प्रभावकारिता के लिए परीक्षण किया जाता है।
2. नैदानिक परीक्षण: इस चरण में, दवा को स्वस्थ स्वयंसेवकों और रोगियों पर परीक्षण किया जाता है ताकि यह सुनिश्चित किया जा सके कि यह सुरक्षित और प्रभावी है।
3. नियामक प्रस्तुति: इस चरण में, दवा निर्माता नियामक एजेंसी को नई दवा आवेदन (एनडीए) जमा करता है।
4. समीक्षा: इस चरण में, नियामक एजेंसी दवा की सुरक्षा और प्रभावकारिता का मूल्यांकन करती है।

5. अनुमोदन: इस चरण में, नियामक एजेंसी यह निर्धारित करती है कि क्या दवा अनुमोदन के लिए आवश्यक मानकों को पूरा करती है।
6. बाजार के बाद निगरानी: इस चरण में, नियामक एजेंसी एक बार बाजार में आने के बाद दवा की सुरक्षा की निगरानी करती है।

दवा अनुमोदन प्रक्रिया में सुधार के लिए कई प्रयास किए जा रहे हैं, जिनमें शामिल हैं:

- नियामक प्रक्रिया को सरल बनाना
- दवाओं के विकास की लागत को कम करना
- क्लीनिकल परीक्षणों की दक्षता में सुधार करना

निष्कर्ष

नियामक एजेंसियां जनता की सुरक्षा के लिए महत्वपूर्ण हैं। वे यह सुनिश्चित करते हैं कि दवाएं सुरक्षित और प्रभावी हैं और दवाओं के अनुचित उपयोग को रोकते हैं। नियामक एजेंसियां दवा अनुमोदन प्रक्रिया में एक महत्वपूर्ण भूमिका निभाती हैं और दवाओं के विकास को प्रोत्साहित करती हैं जो लोगों के स्वास्थ्य और जीवन को बेहतर बनाने में मदद कर सकती हैं।

नियामक पथ: बाजार अनुमोदन के विभिन्न मार्ग

नई दवाओं को बाजार में लाने के लिए उन्हें नियामक एजेंसियों से अनुमोदन प्राप्त करना आवश्यक है। विभिन्न नियामक पथ हैं जिनका अनुसरण किया जा सकता है, और प्रत्येक पथ के अपने लाभ और सीमाएं हैं।

1. पारंपरिक नियामक मार्ग

पारंपरिक नियामक मार्ग सबसे आम मार्ग है जिसे नई दवाओं को लेना चाहिए। इस मार्ग में निम्नलिखित चरण शामिल हैं:

- पूर्व-नैदानिक विकास: यह वह चरण है जहां दवा की सुरक्षा और प्रभावकारिता प्रयोगशाला और पशु अध्ययन में मूल्यांकन की जाती है।
- क्लीनिकल परीक्षण: नैदानिक परीक्षण मानव स्वयंसेवकों पर किए जाते हैं यह निर्धारित करने के लिए कि दवा सुरक्षित और प्रभावी है।
- नियामक प्रस्तुति: दवा निर्माता नियामक एजेंसी को एक नई दवा आवेदन (NDA) या एक संक्षिप्त नई दवा आवेदन (ANDA) जमा करता है।
- समीक्षा: नियामक एजेंसी दवा की सुरक्षा और प्रभावकारिता की समीक्षा करती है।
- अनुमोदन: यदि नियामक एजेंसी यह निर्धारित करती है कि दवा सुरक्षित और प्रभावी है, तो वह दवा को अनुमोदित करती है।
- बाजार के बाद निगरानी: दवा के अनुमोदित होने के बाद, नियामक एजेंसी दवा की सुरक्षा और प्रभावकारिता की निगरानी करना जारी रखती है।

2. वैकल्पिक नियामक मार्ग

कुछ नई दवाओं के लिए, वैकल्पिक नियामक मार्गों का उपयोग किया जा सकता है। ये मार्ग पारंपरिक नियामक मार्ग की तुलना में तेज और कम खर्चीले हो सकते हैं, लेकिन वे उतने व्यापक नहीं हैं।

कुछ वैकल्पिक नियामक मार्गों में शामिल हैं:

* फास्ट ट्रैक: यह मार्ग गंभीर बीमारियों के इलाज के लिए दवाओं के विकास को तेज करने के लिए इस्तेमाल किया जा सकता है।
* प्राथमिकता समीक्षा: यह मार्ग उन दवाओं के विकास को तेज करने के लिए इस्तेमाल किया जा सकता है जो एक अप्रभावित चिकित्सा आवश्यकता को पूरा करते हैं।
* एक्सेलरेटेड अनुमोदन: यह मार्ग गंभीर बीमारियों के इलाज के लिए दवाओं के विकास को तेज करने के लिए इस्तेमाल किया जा सकता है जब एक प्र surrogate endpoint के आधार पर दवा के लाभ का अनुमान लगाया जा सकता है।
* ब्रेकथ्रू थेरेपी: यह मार्ग गंभीर या जीवन-धमकाने वाली बीमारियों के इलाज के लिए दवाओं के विकास को तेज करने के लिए इस्तेमाल किया जा सकता है जब दवा प्रारंभिक नैदानिक परीक्षणों में महत्वपूर्ण सुधार दिखाती है।
* एडाप्टिव पथ: यह मार्ग नैदानिक परीक्षणों के डिजाइन और निष्पादन को अधिक लचीला बनाने के लिए इस्तेमाल किया जा सकता है, जिससे दवाओं को विकसित करने में लगने वाला समय कम हो सकता है।

वैकल्पिक नियामक मार्गों का उपयोग करते समय, नियामक एजेंसियां दवा की सुरक्षा और प्रभावकारिता सुनिश्चित करने के लिए अतिरिक्त डेटा जमा करने के लिए दवा निर्माताओं को आवश्यक बना सकती हैं।

3. नियामक पथ का चयन

नियामक पथ का चयन करते समय, दवा निर्माताओं को दवा के जोखिम-लाभ अनुपात और दवा को बाजार में लाने की तात्कालिकता को ध्यान में रखना चाहिए। पारंपरिक नियामक मार्ग सबसे व्यापक और विश्वसनीय तरीका है यह सुनिश्चित करने के लिए कि दवा सुरक्षित और प्रभावी है, लेकिन यह सबसे तेज या सबसे किफायती विकल्प नहीं है।

नियामक सबमिशन के लिए क्लिनिकल ट्रायल डिजाइन और डेटा विश्लेषण

नई दवाओं के विकास में, नियामक सबमिशन के लिए क्लिनिकल ट्रायल डिजाइन और डेटा विश्लेषण महत्वपूर्ण कदम हैं। ये प्रक्रियाएं यह सुनिश्चित करती हैं कि दवा की सुरक्षा और प्रभावकारिता का ठीक से मूल्यांकन किया गया है और नियामक एजेंसियों को निर्णय लेने के लिए आवश्यक सभी जानकारी उपलब्ध है।

क्लिनिकल ट्रायल डिजाइन

क्लीनिकल परीक्षण डिजाइन में निम्नलिखित तत्व शामिल हैं:

- अध्ययन के उद्देश्य: अध्ययन के उद्देश्य को स्पष्ट रूप से परिभाषित किया जाना चाहिए ताकि यह सुनिश्चित किया जा सके कि डेटा संग्रह अध्ययन के सवालों का उत्तर देने के लिए उपयुक्त है।
- नैदानिक अध्ययन प्रकार: अध्ययन के प्रकार को निर्धारित किया जाना चाहिए, जैसे कि चरण I, चरण II, या चरण III अध्ययन।
- अध्ययन की आबादी: अध्ययन में भाग लेने वाले व्यक्तियों को स्पष्ट रूप से परिभाषित किया जाना चाहिए।
- दवा खुराक और प्रशासन: दवा की खुराक और प्रशासन को निर्धारित किया जाना चाहिए।
- अध्ययन के मापदंड: अध्ययन के प्राथमिक और माध्यमिक मापदंडों को निर्धारित किया जाना चाहिए।
- आंकड़े विश्लेषण योजना: अध्ययन के आंकड़े विश्लेषण योजना को पहले से निर्धारित किया जाना चाहिए।

क्लीनिकल ट्रायल डिजाइन प्रक्रिया में विभिन्न हितधारकों को शामिल किया जाता है, जिसमें शोधकर्ता, नियामक एजेंसियां, और प्रायोजक शामिल हैं।

डेटा विश्लेषण

नियामक सबमिशन के लिए डेटा विश्लेषण में निम्नलिखित चरण शामिल हैं:

- डेटा संग्रह: अध्ययन के दौरान डेटा को एकत्रित, संग्रहीत और प्रबंधित किया जाना चाहिए।
- डेटा सफाई: डेटा को त्रुटियों और विसंगतियों के लिए साफ किया जाना चाहिए।
- डेटा विश्लेषण: डेटा का विश्लेषण किया जाना चाहिए ताकि अध्ययन के प्राथमिक और माध्यमिक मापदंडों का मूल्यांकन किया जा सके।
- परिणामों की रिपोर्टिंग: परिणामों को एक अध्ययन रिपोर्ट में स्पष्ट, संक्षिप्त और सटीक रूप से बताया जाना चाहिए।

नियामक सबमिशन के लिए डेटा विश्लेषण प्रक्रिया में सांख्यिकीविदों और डेटा विश्लेषकों सहित विभिन्न विशेषज्ञों को शामिल किया जाता है।

नियामक आवश्यकताओं

नियामक एजेंसियों को नियामक सबमिशन के लिए विशिष्ट आवश्यकताओं का पालन करना चाहिए। ये आवश्यकताएं क्लिनिकल ट्रायल डिजाइन, डेटा विश्लेषण और अध्ययन रिपोर्टिंग प्रक्रियाओं को शामिल करती हैं।

अवश्यकताओं का पालन करने से यह सुनिश्चित होता है कि नियामक एजेंसियों को दवा की सुरक्षा और प्रभावकारिता का मूल्यांकन करने के लिए आवश्यक सभी जानकारी उपलब्ध है।

चुनौतियां

नियामक सबमिशन के लिए क्लिनिकल ट्रायल डिजाइन और डेटा विश्लेषण में कई चुनौतियां हैं, जिनमें शामिल हैं:

- क्लीनिकल ट्रायल डिजाइन करने की जटिलता
- डेटा संग्रह और प्रबंधन की कठिनाई
- डेटा विश्लेषण की जटिलता
- नियामक आवश्यकताओं का पालन करने की चुनौती

इन चुनौतियों को दूर करने के लिए, शोधकर्ताओं, नियामक एजेंसियों और प्रायोजकों को एक साथ काम करने और सर्वोत्तम प्रथाओं को साझा करने की आवश्यकता है।

नियामक रणनीतियाँ: अनुमोदन प्रक्रिया में नेविगेट करने के लिए

नई दवाओं को बाजार में लाने के लिए नियामक अनुमोदन प्रक्रिया से गुजरना आवश्यक है। यह प्रक्रिया जटिल और समय लेने वाली हो सकती है, इसलिए दवा निर्माताओं को एक सफल रणनीति की आवश्यकता होती है।

नियामक रणनीतियों के प्रकार

नियामक रणनीतियों के कई प्रकार हैं जो दवा निर्माता उपयोग कर सकते हैं, जिनमें शामिल हैं:

- पारंपरिक नियामक मार्ग: यह सबसे आम मार्ग है और इसमें चरण I, चरण II, और चरण III नैदानिक परीक्षणों के साथ-साथ एक नई दवा आवेदन (NDA) या संक्षिप्त नई दवा आवेदन (ANDA) जमा करना शामिल है।

- वैकल्पिक नियामक मार्ग: इन मार्गों में फास्ट ट्रैक, प्राथमिकता समीक्षा, त्वरित अनुमोदन, ब्रेकथ्रू थेरेपी और अनुकूली पथ शामिल हैं। ये मार्ग पारंपरिक मार्ग की तुलना में तेज और कम खर्चीले हो सकते हैं, लेकिन वे उतने व्यापक नहीं हैं।

- नियामक एजेंसियों के साथ प्रारंभिक परामर्श: नियामक एजेंसियों के साथ जल्दी और अक्सर परामर्श करना दवा अनुमोदन प्रक्रिया को सुचारू बनाने में मदद कर सकता है।

- एक मजबूत नियामक दल का निर्माण: एक मजबूत नियामक दल में नियामक मामलों, नैदानिक विकास और गुणवत्ता आश्वासन के विशेषज्ञ शामिल होने चाहिए।

- जोखिम प्रबंधन योजना का विकास: एक अच्छी तरह से विकसित जोखिम प्रबंधन योजना दवा की सुरक्षा और प्रभावकारिता को प्रदर्शित करने में मदद कर सकती है।

- संचालन की गुणवत्ता सुनिश्चित करना: नैदानिक परीक्षणों और डेटा संग्रह को उच्च गुणवत्ता के मानकों को पूरा करना चाहिए।

- जमा करने से पहले डेटा का सावधानीपूर्वक विश्लेषण: डेटा को जमा करने से पहले सावधानीपूर्वक विश्लेषण किया जाना चाहिए ताकि यह सुनिश्चित हो सके कि यह नियामक एजेंसियों को आवश्यक सभी जानकारी प्रदान करता है।

- नियामक एजेंसियों के साथ सक्रिय रूप से संवाद: दवा निर्माताओं को नियामक एजेंसियों के साथ सक्रिय रूप से संवाद करना चाहिए और उनकी किसी भी चिंता को दूर करने के लिए काम करना चाहिए।

- एक लचीला दृष्टिकोण अपनाना: नियामक अनुमोदन प्रक्रिया में परिवर्तन हो सकते हैं, इसलिए दवा निर्माताओं को एक लचीला दृष्टिकोण अपनाना चाहिए और आवश्यकतानुसार अपनी रणनीति को समायोजित करने के लिए तैयार रहना चाहिए।

सफल नियामक रणनीति के लिए महत्वपूर्ण कारक

सफल नियामक रणनीति के लिए निम्नलिखित कारक महत्वपूर्ण हैं:

- प्रारंभिक योजना: नियामक अनुमोदन प्रक्रिया जल्दी शुरू होनी चाहिए और दवा के विकास चरणों में अच्छी तरह से एकीकृत होनी चाहिए।

- जोखिम का सावधानीपूर्वक मूल्यांकन: दवा निर्माताओं को दवा के जोखिमों और लाभों का सावधानीपूर्वक मूल्यांकन करना चाहिए और

नियामक एजेंसियों को इस जानकारी को स्पष्ट रूप से प्रस्तुत करना चाहिए।

- **नियामक आवश्यकताओं की गहरी समझ:** दवा निर्माताओं को नियामक आवश्यकताओं की गहरी समझ होनी चाहिए और उनका अनुपालन सुनिश्चित करना चाहिए।

- **निवेश:** नियामक अनुमोदन प्रक्रिया में समय और धन का एक महत्वपूर्ण निवेश शामिल है। दवा निर्माताओं को इस निवेश के लिए तैयार रहना चाहिए।

नई दवाओं को बाजार में लाने के लिए नियामक अनुमोदन प्रक्रिया से गुजरना आवश्यक है। यह प्रक्रिया जटिल और समय लेने वाली हो सकती है, इसलिए दवा निर्माताओं को एक सफल रणनीति की आवश्यकता होती है।

नियामक रणनीतियों के प्रकार

नियामक रणनीतियों के कई प्रकार हैं जो दवा निर्माता उपयोग कर सकते हैं, जिनमें शामिल हैं:

- **पारंपरिक नियामक मार्ग:** यह सबसे आम मार्ग है और इसमें चरण I, चरण II, और चरण III नैदानिक परीक्षणों के साथ-साथ एक नई दवा आवेदन (NDA) या संक्षिप्त नई दवा आवेदन (ANDA) जमा करना शामिल है।

- **वैकल्पिक नियामक मार्ग:** इन मार्गों में फास्ट ट्रैक, प्राथमिकता समीक्षा, त्वरित अनुमोदन, ब्रेकथ्रू थेरेपी और अनुकूली पथ शामिल हैं। ये मार्ग पारंपरिक मार्ग की तुलना में तेज और कम खर्चीले हो सकते हैं, लेकिन वे उतने व्यापक नहीं हैं।

- नियामक एजेंसियों के साथ प्रारंभिक परामर्श: नियामक एजेंसियों के साथ जल्दी और अक्सर परामर्श करना दवा अनुमोदन प्रक्रिया को सुचारू बनाने में मदद कर सकता है।

- एक मजबूत नियामक दल का निर्माण: एक मजबूत नियामक दल में नियामक मामलों, नैदानिक विकास और गुणवत्ता आश्वासन के विशेषज्ञ शामिल होने चाहिए।

- जोखिम प्रबंधन योजना का विकास: एक अच्छी तरह से विकसित जोखिम प्रबंधन योजना दवा की सुरक्षा और प्रभावकारिता को प्रदर्शित करने में मदद कर सकती है।

- संचालन की गुणवत्ता सुनिश्चित करना: नैदानिक परीक्षणों और डेटा संग्रह को उच्च गुणवत्ता के मानकों को पूरा करना चाहिए।

- जमा करने से पहले डेटा का सावधानीपूर्वक विश्लेषण: डेटा को जमा करने से पहले सावधानीपूर्वक विश्लेषण किया जाना चाहिए ताकि यह सुनिश्चित हो सके कि यह नियामक एजेंसियों को आवश्यक सभी जानकारी प्रदान करता है।

- नियामक एजेंसियों के साथ सक्रिय रूप से संवाद: दवा निर्माताओं को नियामक एजेंसियों के साथ सक्रिय रूप से संवाद करना चाहिए और उनकी किसी भी चिंता को दूर करने के लिए काम करना चाहिए।

- एक लचीला दृष्टिकोण अपनाना: नियामक अनुमोदन प्रक्रिया में परिवर्तन हो सकते हैं, इसलिए दवा निर्माताओं को एक लचीला दृष्टिकोण अपनाना चाहिए और आवश्यकतानुसार अपनी रणनीति को समायोजित करने के लिए तैयार रहना चाहिए।

सफल नियामक रणनीति के लिए महत्वपूर्ण कारक

सफल नियामक रणनीति के लिए निम्नलिखित कारक महत्वपूर्ण हैं:

- प्रारंभिक योजना: नियामक अनुमोदन प्रक्रिया जल्दी शुरू होनी चाहिए और दवा के विकास चरणों में अच्छी तरह से एकीकृत होनी चाहिए।

- जोखिम का सावधानीपूर्वक मूल्यांकन: दवा निर्माताओं को दवा के जोखिमों और लाभों का सावधानीपूर्वक मूल्यांकन करना चाहिए और नियामक एजेंसियों को इस जानकारी को स्पष्ट रूप से प्रस्तुत करना चाहिए।

- नियामक आवश्यकताओं की गहरी समझ: दवा निर्माताओं को नियामक आवश्यकताओं की गहरी समझ होनी चाहिए और उनका अनुपालन सुनिश्चित करना चाहिए।

- निवेश: नियामक अनुमोदन प्रक्रिया में समय और धन का एक महत्वपूर्ण निवेश शामिल है। दवा निर्माताओं को इस निवेश के लिए तैयार रहना चाहिए।

Chapter 3: Emerging Technologies and Trends in Drug Development

अध्याय 3: दवा विकास में उभरती प्रौद्योगिकियां और रुझान

नई दवाओं की भविष्यवाणी और डिजाइन में आर्टिफिशियल इंटेलिजेंस और मशीन लर्निंग का उपयोग

दवा खोज और विकास एक लंबी, महंगी और जटिल प्रक्रिया है। इसमें बड़ी मात्रा में डेटा का विश्लेषण, संभावित दवा उम्मीदवारों की पहचान और उनका परीक्षण, और नई दवाओं को डिजाइन और विकसित करना शामिल है। आर्टिफिशियल इंटेलिजेंस (AI) और मशीन लर्निंग (ML) जैसी उभरती तकनीकें इस प्रक्रिया को अधिक कुशल और प्रभावी बनाने में मदद कर सकती हैं।

AI और ML विभिन्न तरीकों से दवा खोज और विकास में योगदान कर सकते हैं, जिनमें शामिल हैं:

1. दवा उम्मीदवारों की पहचान:

- AI और ML का उपयोग बड़ी मात्रा में डेटा का विश्लेषण करने के लिए किया जा सकता है, जिसमें आणविक संरचना, जैविक गतिविधि और सुरक्षा डेटा शामिल है, ताकि नए दवा उम्मीदवारों की पहचान की जा सके।

- कंप्यूटर एडेड ड्रग डिस्कवरी (CADD) के रूप में जाना जाने वाला यह दृष्टिकोण, पारंपरिक प्रयोगशाला-आधारित स्क्रीनिंग विधियों की तुलना में दवा उम्मीदवारों की पहचान करने का एक तेज़ और अधिक कुशल तरीका है।

2. दवाओं का डिजाइन:

- AI और ML का उपयोग नई दवाओं को डिजाइन करने के लिए किया जा सकता है जो विशिष्ट लक्ष्यों पर कार्य करते हैं।
- यह प्रक्रिया मॉलिक्यूलर डॉकिंग और डी नोवो ड्रग डिजाइन जैसी तकनीकों का उपयोग करती है, जो AI और ML का उपयोग करके दवाओं को डिजाइन करने के लिए वर्चुअल वातावरण में मॉडलिंग और सिमुलेशन का उपयोग करती हैं।

3. ड्रग टारगेट की पहचान:

- AI और ML का उपयोग बीमारी के विकास में शामिल आनुवंशिक और जैविक मार्गों को समझने के लिए किया जा सकता है।
- यह जानकारी ड्रग टारगेट्स की पहचान करने में मदद कर सकती है, जो दवा के विकास के लिए नए अवसर प्रदान करती हैं।

4. नैदानिक परीक्षणों का डिजाइन और विश्लेषण:

- AI और ML का उपयोग नैदानिक परीक्षणों को डिजाइन करने और उनका विश्लेषण करने के लिए किया जा सकता है, जिससे दवाओं की सुरक्षा और प्रभावकारिता का अधिक सटीक मूल्यांकन किया जा सकता है।
- यह प्रक्रिया नैदानिक परीक्षणों की लागत और समय को कम करने में भी मदद कर सकती है।

AI और ML के लाभ:

- AI और ML पारंपरिक तरीकों की तुलना में दवा खोज और विकास की प्रक्रिया को तेज और अधिक कुशल बना सकते हैं।

- वे नई दवाओं की खोज के लिए नए अवसर प्रदान कर सकते हैं और दवाओं की सुरक्षा और प्रभावकारिता में सुधार कर सकते हैं।
- AI और ML का उपयोग नैदानिक परीक्षणों की लागत और समय को कम कर सकता है।

AI और ML की चुनौतियाँ:

- AI और ML का उपयोग करने में एक प्रमुख चुनौती यह है कि उन्हें बड़ी मात्रा में डेटा की आवश्यकता होती है।
- इस डेटा को इकट्ठा करना और प्रबंधित करना महंगा और समय लेने वाला हो सकता है।
- AI और ML मॉडल को विकसित करने और बनाए रखने के लिए विशेषज्ञता की आवश्यकता होती है।
- नियामक बाधाएं भी AI और ML के व्यापक उपयोग को रोक सकती हैं।

भविष्य:

AI और ML दवा खोज और विकास में क्रांति लाने की क्षमता रखते हैं। इन तकनीकों के उपयोग से नए दवाओं की खोज को तेज और अधिक कुशल बनाया जा सकता है, दवाओं की सुरक्षा और प्रभावकारिता में सुधार किया जा सकता है, और नई दवाओं के विकास के लिए नए अवसर प्रदान किए जा सकते हैं।

जीन एडिटिंग और व्यक्तिगत चिकित्सा: रोगियों के लिए उपचार का अनुकूलन

व्यक्तिगत चिकित्सा, जिसे सटीक चिकित्सा के रूप में भी जाना जाता है, उपचार को प्रत्येक रोगी के व्यक्तिगत आनुवंशिक और आणविक प्रोफाइल के आधार पर अनुकूलित करने का अभ्यास है। यह पारंपरिक "एक-आकार-फिट-सभी" चिकित्सा दृष्टिकोण से एक मौलिक बदलाव का प्रतिनिधित्व करता है और रोगियों के लिए बेहतर परिणाम प्राप्त करने की क्षमता रखता है।

इस व्यक्तिगत दृष्टिकोण का एक प्रमुख घटक जीन संपादन है, जीनोम के भीतर विशिष्ट जीनों को जोड़ने, हटाने या बदलने की तकनीक। जीन संपादन के लिए विभिन्न तकनीकें मौजूद हैं, जिनमें से सबसे प्रसिद्ध CRISPR-Cas9 है।

जीन एडिटिंग के लाभ व्यक्तिगत चिकित्सा में:

- रोगों के कारणों का निदान: जीन एडिटिंग का उपयोग यह समझने के लिए किया जा सकता है कि कैसे विशिष्ट जीन उत्परिवर्तन बीमारी का कारण बनते हैं। यह जानकारी नए उपचारों के विकास के लिए आवश्यक है।

- नए उपचारों का विकास: जीन एडिटिंग का उपयोग जीन उत्परिवर्तन को ठीक करने या रोग प्रक्रिया को बाधित करने के लिए नए उपचार विकसित करने के लिए किया जा सकता है।

- उपचार प्रतिक्रिया की भविष्यवाणी: जीन एडिटिंग का उपयोग यह भविष्यवाणी करने के लिए किया जा सकता है कि कौन से रोगी विशिष्ट उपचारों के लिए अच्छी प्रतिक्रिया देंगे। यह उपचार अनुकूलन और उपचार की लागत को कम करने में मदद कर सकता है।

- दवाओं के विकास में सहायता: जीन एडिटिंग का उपयोग दवाओं की सुरक्षा और प्रभावकारिता का परीक्षण करने के लिए मॉडल जीवों को विकसित करने के लिए किया जा सकता है। यह दवा विकास प्रक्रिया को तेज और अधिक कुशल बनाने में मदद कर सकता है।

जीन एडिटिंग के अनुप्रयोग:

- कैंसर: जीन एडिटिंग का उपयोग कैंसर कोशिकाओं में उत्परिवर्तित जीनों को ठीक करने या कैंसर के विकास को बाधित करने के लिए किया जा सकता है।
- आनुवंशिक रोग: जीन एडिटिंग का उपयोग आनुवंशिक रोगों से पीड़ित रोगियों में उत्परिवर्तित जीनों को ठीक करने के लिए किया जा सकता है।
- संक्रामक रोग: जीन एडिटिंग का उपयोग रोगजनकों को संक्रमित करने और रोग पैदा करने की क्षमता को दूर करने के लिए किया जा सकता है।

व्यक्तिगत चिकित्सा में चुनौतियाँ:

- नैतिक चिंताएँ: जीन संपादन के उपयोग को लेकर कई नैतिक चिंताएँ हैं, जैसे कि भ्रूण के जीन संपादन और "डिजाइनर शिशुओं" का निर्माण।
- नियामक बाधाएं: व्यक्तिगत चिकित्सा के व्यापक उपयोग को अंजाम देने के लिए नियामक बाधाओं को दूर करने की आवश्यकता है।
- प्रौद्योगिकी की सीमाएं: जीन संपादन तकनीक अभी भी विकास के अधीन हैं और कई सीमाएं हैं।
- लागत: व्यक्तिगत चिकित्सा पारंपरिक चिकित्सा की तुलना में अधिक महंगी हो सकती है।

बड़ा डेटा और विश्लेषण: वास्तविक दुनिया के डेटा का उपयोग दवा विकास और नियामक निर्णय लेने में सुधार के लिए

दवा विकास और नियामक निर्णय लेने में बड़ा डेटा और एनालिटिक्स तेजी से महत्वपूर्ण भूमिका निभा रहे हैं। वास्तविक दुनिया के डेटा के विशाल संग्रह का उपयोग करके, शोधकर्ता और नियामक एजेंसियां दवाओं की सुरक्षा और प्रभावकारिता को बेहतर ढंग से समझ सकती हैं और साथ ही सूचित निर्णय ले सकती हैं।

बड़े डेटा का महत्व

बड़ा डेटा विभिन्न स्रोतों से डेटा के बड़े और जटिल संग्रह को संदर्भित करता है, जिसमें इलेक्ट्रॉनिक स्वास्थ्य रिकॉर्ड (EHR), दवा दावे डेटा, नैदानिक परीक्षण डेटा, सोशल मीडिया डेटा और जीनोमिक डेटा शामिल हैं। इस डेटा में दवाओं की सुरक्षा और प्रभावकारिता के बारे में मूल्यवान जानकारी शामिल हो सकती है, जो नियामक निर्णय लेने और दवा विकास प्रक्रिया को सूचित कर सकती है।

बड़े डेटा के लाभ

बड़े डेटा का उपयोग दवा विकास और नियामक निर्णय लेने में कई लाभ प्रदान करता है, जिनमें शामिल हैं:

- नई दवाओं की पहचान और विकास: बड़े डेटा का उपयोग नई दवा उम्मीदवारों की पहचान करने और उनके विकास को प्राथमिकता देने के लिए किया जा सकता है।
- नैदानिक परीक्षणों का डिजाइन और विश्लेषण: बड़े डेटा का उपयोग नैदानिक परीक्षणों को डिजाइन करने और उनका विश्लेषण करने के

लिए किया जा सकता है, जिससे दवाओं की सुरक्षा और प्रभावकारिता का अधिक सटीक मूल्यांकन किया जा सकता है।

- दवाओं के जोखिम-लाभ प्रोफ़ाइल का आकलन: बड़े डेटा का उपयोग दवाओं के जोखिम-लाभ प्रोफ़ाइल का आकलन करने के लिए किया जा सकता है, जिससे यह निर्धारित करने में मदद मिलती है कि क्या उन्हें बाजार में रखा जाना चाहिए।
- फार्माकोविजिलेंस: बड़े डेटा का उपयोग दवाओं के उपयोग के साथ जुड़े दुष्प्रभावों की पहचान करने के लिए किया जा सकता है, जिससे साइड इफेक्ट्स को रोकने या कम करने के लिए समय पर कार्रवाई की जा सके।
- दवाओं की लागत-प्रभावशीलता का मूल्यांकन: बड़े डेटा का उपयोग दवाओं की लागत-प्रभावशीलता का मूल्यांकन करने के लिए किया जा सकता है, जिससे स्वास्थ्य देखभाल प्रणालियों को संसाधनों का अधिक कुशलता से उपयोग करने में मदद मिलती है।

बड़े डेटा के उपयोग की चुनौतियाँ

हालाँकि, बड़े डेटा के उपयोग से जुड़ी कई चुनौतियाँ भी हैं, जिनमें शामिल हैं:

- डेटा गुणवत्ता: बड़े डेटा सेट में डेटा अक्सर अधूरा, गलत या असंगत हो सकता है। इस डेटा को उपयोगी बनाने के लिए, इसे साफ और मानकीकृत करने की आवश्यकता है।
- डेटा गोपनीयता: बड़े डेटा सेटों में व्यक्तिगत रूप से पहचान योग्य जानकारी (PII) शामिल हो सकती है। इस डेटा को सुरक्षित रखने और गोपनीयता को बनाए रखने के लिए, मजबूत डेटा सुरक्षा उपायों को लागू किया जाना चाहिए।

- एनालिटिक्स क्षमता: बड़े डेटा को प्रभावी ढंग से विश्लेषण करने के लिए उन्नत विश्लेषणात्मक कौशल और तकनीक की आवश्यकता होती है।
- नियामक अनिश्चितता: बड़े डेटा के उपयोग को लेकर अभी भी कुछ नियामक अनिश्चितता है। यह स्पष्ट नहीं है कि नियामक एजेंसियां बड़े डेटा को कैसे मान्य करेंगी और इसे नियामक निर्णयों में कैसे शामिल करेंगी।

भविष्य

बड़े डेटा और एनालिटिक्स को दवा विकास और नियामक निर्णय लेने के भविष्य में महत्वपूर्ण भूमिका निभाने की उम्मीद है।

3D प्रिंटिंग और ऑर्गन-ऑन-ए-चिप तकनीक: बेहतर दवा परीक्षण के लिए मॉडल बनाना

दवा खोज और विकास एक जटिल और महंगी प्रक्रिया है जिसमें नई दवाओं की पहचान और परीक्षण शामिल है। पारंपरिक रूप से, दवाओं का परीक्षण जानवरों पर किया जाता है, लेकिन यह तरीका कई नैतिक और वैज्ञानिक चिंताओं को उठाता है। 3D प्रिंटिंग और ऑर्गन-ऑन-ए-चिप (OOC) तकनीक नए विकल्प प्रदान करती हैं जो पारंपरिक तरीकों पर कई फायदे प्रदान करती हैं।

3D प्रिंटिंग:

3D प्रिंटिंग एक ऐसी तकनीक है जो डिजिटल मॉडल से त्रि-आयामी ठोस वस्तुओं को बनाने के लिए उपयोग की जाती है। हाल के वर्षों में, 3D प्रिंटिंग का उपयोग दवा अनुसंधान में तेजी से बढ़ा है। 3D प्रिंटेड मॉडल का उपयोग दवाओं की सुरक्षा और प्रभावकारिता का परीक्षण करने के लिए किया जा सकता है, साथ ही नए दवाओं के डिजाइन और विकास में सहायता के लिए भी किया जा सकता है।

3D प्रिंटेड मॉडल का उपयोग करने के कुछ लाभों में शामिल हैं:

- उच्च सटीकता: 3D प्रिंटेड मॉडल को जीवित ऊतक की संरचना और कार्य को बारीकी से पुनः पेश करने के लिए डिज़ाइन किया जा सकता है।
- कस्टमाइज़ेशन: 3D प्रिंटेड मॉडल को विशिष्ट रोगों या स्थितियों को मॉडल करने के लिए अनुकूलित किया जा सकता है।
- कम लागत: 3D प्रिंटेड मॉडल जानवरों की तुलना में कम महंगे होते हैं।
- नैतिक: 3D प्रिंटेड मॉडल का उपयोग जानवरों के उपयोग को कम करने या समाप्त करने में मदद कर सकता है।

ऑर्गन-ऑन-ए-चिप:

OOCs माइक्रोफ्लुइडिक्स उपकरण हैं जो कोशिकाओं और ऊतकों को एक चिप पर जीवित रखने और अध्ययन करने के लिए डिज़ाइन किए गए हैं। OOCs मानव शरीर के विभिन्न अंगों और प्रणालियों के सरलीकृत मॉडल प्रदान करते हैं। इनका उपयोग दवाओं की सुरक्षा और प्रभावकारिता का परीक्षण करने के लिए किया जा सकता है, साथ ही रोगों के मॉडल बनाने और नए उपचारों का विकास करने में भी किया जा सकता है।

OOCs का उपयोग करने के कुछ लाभों में शामिल हैं:

- उच्च प्रासंगिकता: OOCs मानव ऊतक के करीब हैं, जो उन्हें पारंपरिक जानवरों के मॉडल की तुलना में दवाओं की सुरक्षा और प्रभावकारिता का मूल्यांकन करने के लिए अधिक विश्वसनीय बनाता है।
- नियंत्रित वातावरण: OOCs को नियंत्रित वातावरण में रखा जा सकता है, जिससे शोधकर्ताओं को विभिन्न स्थितियों और उपचारों के प्रभाव को आसानी से अध्ययन करने की अनुमति मिलती है।
- उच्च थ्रूपुट: OOCs को बड़े पैमाने पर उत्पादित किया जा सकता है, जिससे शोधकर्ताओं को कई दवाओं को जल्दी से और कुशलता से परीक्षण करने की अनुमति मिलती है।

3D प्रिंटिंग और OOCs का संयोजन:

3D प्रिंटिंग और OOCs का संयोजन दवा परीक्षण के लिए और भी अधिक शक्तिशाली उपकरण प्रदान कर सकता है। 3D प्रिंटेड मॉडल का उपयोग OOCs के लिए मचान बनाने के लिए किया जा सकता है, जो OOCs को अधिक यथार्थवादी और प्रासंगिक बना सकता है। इसके अतिरिक्त, OOCs का उपयोग 3D प्रिंटेड मॉडल के कार्यों का परीक्षण करने के लिए

किया जा सकता है, जिससे शोधकर्ताओं को दवाओं के विकास के लिए नए और अधिक प्रभावी तरीके विकसित करने में मदद मिल सकती है।

Chapter 4: The Future of Regulatory Affairs

अध्याय 4: नियामक मामलों का भविष्य

नियामक सामंजस्य: दवा अनुमोदन के लिए वैश्विक मानकों को संरेखित करना

दवाओं को बाजार में लाने के लिए एक लंबी और महंगी प्रक्रिया है जिसमें कई नियामक बाधाओं को पार करना शामिल है। विभिन्न देशों में अलग-अलग नियामक आवश्यकताएं हैं, जिससे दवा कंपनियों के लिए विभिन्न बाजारों में अपनी दवाओं को मंजूरी देना मुश्किल हो जाता है। नियामक सामंजस्य एक वैश्विक प्रयास है जिसमें विभिन्न देशों के बीच नियामक आवश्यकताओं को संरेखित करना शामिल है। इसका उद्देश्य दवा अनुमोदन प्रक्रिया को सुव्यवस्थित करना और दवाओं को वैश्विक बाजार में तेजी से लाना है।

नियामक सामंजस्य के लाभ:

- दवाओं के विकास और अनुमोदन की लागत कम करना: विभिन्न देशों में अलग-अलग नियामक आवश्यकताओं को पूरा करने के लिए दवा कंपनियों को अपने संसाधनों का एक बड़ा हिस्सा खर्च करना पड़ता है। नियामक सामंजस्य से इन लागतों को कम करने में मदद मिल सकती है और दवा कंपनियों को अपने संसाधनों को अधिक अनुसंधान और विकास में लगाने की अनुमति मिल सकती है।

- रोगियों को तेजी से दवा उपलब्ध कराना: नियामक सामंजस्य से नियामक अनुमोदन प्रक्रिया को सुव्यवस्थित करने में मदद मिल सकती है, जिससे रोगियों को तेजी से नई दवाएं उपलब्ध हो सकेंगी।

- दवाओं की सुरक्षा और प्रभावकारिता में सुधार: नियामक सामंजस्य से विभिन्न देशों के बीच नियामक मानकों को बढ़ाने में मदद मिल सकती है, जिससे दवाओं की सुरक्षा और प्रभावकारिता में सुधार हो सकता है।
- नवाचार को बढ़ावा देना: नियामक सामंजस्य से दवा कंपनियों के लिए नए दवाओं को विकसित करने और उन्हें वैश्विक बाजार में लाने के लिए इसे आसान बनाकर नवाचार को बढ़ावा देने में मदद मिल सकती है।

नियामक सामंजस्य के लिए चुनौतियाँ:

- राष्ट्रीय संप्रभुता: विभिन्न देशों को अपनी नियामक प्रक्रियाओं को नियंत्रित करने का अधिकार है। नियामक सामंजस्य के प्रयासों को राष्ट्रीय संप्रभुता की चिंताओं को संबोधित करना चाहिए।
- वैज्ञानिक और तकनीकी मतभेद: विभिन्न देशों में वैज्ञानिक और तकनीकी विशेषज्ञता के विभिन्न स्तर हैं। नियामक सामंजस्य के प्रयासों को इन मतभेदों को ध्यान में रखना चाहिए।
- संसाधन की कमी: नियामक सामंजस्य के प्रयासों को प्रभावी ढंग से लागू करने के लिए महत्वपूर्ण संसाधनों की आवश्यकता होती है।
- नियामक संस्कृति में अंतर: विभिन्न देशों में नियामक संस्कृति में महत्वपूर्ण अंतर हैं। नियामक सामंजस्य के प्रयासों को इन अंतरों को ध्यान में रखना चाहिए।

नियामक सामंजस्य में प्रगति:

हाल के वर्षों में, नियामक सामंजस्य के प्रयासों में महत्वपूर्ण प्रगति हुई है। कई अंतरराष्ट्रीय संगठनों ने नियामक सामंजस्य के लिए दिशानिर्देश विकसित किए हैं, और कई देशों ने इन दिशानिर्देशों को अपनी नियामक प्रक्रियाओं में शामिल किया है।

हालांकि, अभी और काम किया जाना बाकी है। नियामक सामंजस्य के प्रयासों को जारी रखने के लिए अंतरराष्ट्रीय सहयोग और संसाधन आवंटन की आवश्यकता है।

नियामक सामंजस्य का भविष्य:

नियामक सामंजस्य दवा विकास और अनुमोदन प्रक्रिया में सुधार के लिए एक महत्वपूर्ण प्रयास है। नियामक सामंजस्य के प्रयासों को जारी रखने से रोगियों को तेजी से दवा उपलब्ध कराने, दवाओं की सुरक्षा और प्रभावकारिता में सुधार करने और नवाचार को बढ़ावा देने में मदद मिल सकती है।

दवाओं के लिए तेजी से अनुमोदन: फुर्तीली नियामक प्रक्रिया

नई दवाओं को बाजार में लाने में पारंपरिक नियामक प्रक्रिया लंबी और जटिल हो सकती है। इसमें नैदानिक परीक्षणों के कई चरण शामिल होते हैं, साथ ही डेटा की एक बड़ी मात्रा का विश्लेषण और प्रस्तुत करना भी शामिल होता है। यह प्रक्रिया दवा कंपनियों के लिए महंगी और समय लेने वाली हो सकती है, और इससे रोगियों को नई दवाओं तक पहुंच में देरी हो सकती है।

फुर्तीली नियामक मार्ग एक नया दृष्टिकोण है जिसे दवा अनुमोदन प्रक्रिया को तेज और अधिक कुशल बनाने के लिए डिज़ाइन किया गया है। ये मार्ग पारंपरिक प्रक्रिया के कुछ चरणों को समाप्त या संयोजित करते हैं, और वे डेटा संग्रह और प्रस्तुति के लिए अधिक लचीले दृष्टिकोण का उपयोग करते हैं।

फुर्तीली नियामक मार्गों के प्रकार:

- फास्ट ट्रैक: यह मार्ग गंभीर या दुर्लभ बीमारियों के इलाज के लिए नई दवाओं के अनुमोदन को तेज कर सकता है।
- प्राथमिकता समीक्षा: यह मार्ग दवाओं के अनुमोदन को तेज कर सकता है जो एक सार्वजनिक स्वास्थ्य आवश्यकता को पूरा करते हैं।
- त्वरित अनुमोदन: यह मार्ग उन दवाओं के लिए उपलब्ध है जिनके बारे में माना जाता है कि वे एक गंभीर बीमारी के इलाज में सुधार कर सकते हैं।
- ब्रेकथ्रू थेरेपी: यह पदनाम उन दवाओं को दिया जाता है जिनके बारे में प्रारंभिक नैदानिक परीक्षणों से पता चलता है कि वे एक गंभीर बीमारी के इलाज में एक महत्वपूर्ण सुधार प्रदान कर सकती हैं।

- अनुकूली पथ: यह दृष्टिकोण नैदानिक परीक्षणों के डिजाइन और संचालन को लचीला बनाता है, जिससे दवा अनुमोदन प्रक्रिया को तेज किया जा सकता है।

फुर्तीली नियामक मार्गों के लाभ:

- रोगियों को तेजी से दवा उपलब्ध कराना: पारंपरिक नियामक प्रक्रिया में दवाओं को बाजार में लाने में कई साल लग सकते हैं। फुर्तीली नियामक मार्ग इस प्रक्रिया को तेज कर सकते हैं, जिससे रोगियों को तेजी से नई दवाएं उपलब्ध हो सकेंगी।
- नवाचार को बढ़ावा देना: फुर्तीली नियामक मार्ग दवा कंपनियों को नई दवाओं को विकसित करने के लिए प्रोत्साहित कर सकते हैं, जिससे नवाचार को बढ़ावा मिल सकता है।
- दवा विकास और अनुमोदन की लागत कम करना: पारंपरिक नियामक प्रक्रिया दवा कंपनियों के लिए महंगी हो सकती है। फुर्तीली नियामक मार्ग इन लागतों को कम कर सकते हैं, जिससे दवा कंपनियों को अपने संसाधनों को अनुसंधान और विकास में लगाने की अधिक अनुमति मिलती है।
- दवाओं की सुरक्षा और प्रभावकारिता में सुधार: फुर्तीली नियामक मार्ग नियामक एजेंसियों को दवाओं के सुरक्षा और प्रभावकारिता डेटा को तेजी से एकत्र करने और विश्लेषण करने की अनुमति दे सकते हैं, जिससे दवाओं की सुरक्षा और प्रभावकारिता में सुधार हो सकता है।

फुर्तीली नियामक मार्गों की चुनौतियाँ:

- डेटा की गुणवत्ता: फुर्तीली नियामक मार्ग पारंपरिक मार्गों की तुलना में कम डेटा पर निर्भर हो सकते हैं। यह सुनिश्चित करना महत्वपूर्ण है कि यह डेटा उच्च गुणवत्ता का है और नियामक एजेंसियों द्वारा निर्णय लेने के लिए पर्याप्त है।

रोगी सहभागिता: नियामक प्रक्रियाओं में रोगियों की आवाज सुनना

नियामक प्रक्रियाएं दवाओं और उपचारों को विकसित करने, अनुमोदित करने और निगरानी करने के लिए एक महत्वपूर्ण ढांचा प्रदान करती हैं। हालांकि, पारंपरिक रूप से, नियामक प्रक्रियाओं में रोगियों की आवाज काफी हद तक अनसुनी रही है। हाल के वर्षों में, यह मान्यता बढ़ी है कि रोगी की भागीदारी नियामक प्रक्रियाओं को बेहतर बनाने और यह सुनिश्चित करने में महत्वपूर्ण भूमिका निभा सकती है कि वे रोगियों की जरूरतों को पूरा करते हैं।

रोगी सहभागिता क्या है?

रोगी सहभागिता का मतलब है रोगियों को नियामक प्रक्रियाओं में साझेदार के रूप में शामिल करना। इसमें रोगियों के विचारों, अनुभवों और विशेषज्ञता को निर्णय लेने की प्रक्रिया में शामिल करना शामिल है। रोगी सहभागिता विभिन्न रूप ले सकती है, जिसमें शामिल हैं:

- सलाहकार समितियों और कार्य समूहों में भाग लेना
- नैदानिक परीक्षण डिजाइन और संचालन में शामिल होना
- दवाओं और उपचारों के जोखिम-लाभ प्रोफ़ाइल का आकलन करने में मदद करना
- नियामक दस्तावेजों की समीक्षा करना
- नियामक एजेंसियों के साथ संवाद करना

रोगी सहभागिता के लाभ

रोगी सहभागिता के कई लाभ हैं, जिनमें शामिल हैं:

- बेहतर नियामक निर्णय लेना: रोगियों के विचारों और अनुभवों को शामिल करने से नियामक एजेंसियां बेहतर निर्णय ले सकती हैं जो रोगियों की जरूरतों को पूरा करती हैं।
- दवाओं और उपचारों के विकास को तेज करना: रोगियों को नैदानिक परीक्षण डिजाइन और संचालन में शामिल करने से दवाओं और उपचारों के विकास को तेज किया जा सकता है।
- दवाओं और उपचारों की सुरक्षा और प्रभावकारिता में सुधार: रोगियों को दवाओं और उपचारों के जोखिम-लाभ प्रोफ़ाइल का आकलन करने में शामिल करने से सुरक्षा और प्रभावकारिता में सुधार हो सकता है।
- नियामक प्रक्रिया में विश्वास बढ़ाना: रोगियों को नियामक प्रक्रिया में शामिल करने से नियामक प्रक्रिया में विश्वास बढ़ सकता है।
- रोगियों के लिए बेहतर परिणाम: रोगियों को नियामक प्रक्रिया में शामिल करने से रोगियों के लिए बेहतर परिणाम मिल सकते हैं।

रोगी सहभागिता की चुनौतियाँ

हालांकि, रोगी सहभागिता की कई चुनौतियाँ भी हैं, जिनमें शामिल हैं:

- रोगियों को शामिल करने के लिए संसाधनों की कमी: नियामक एजेंसियों और दवा कंपनियों के पास रोगी सहभागिता को प्रभावी ढंग से लागू करने के लिए आवश्यक संसाधन नहीं हो सकते हैं।
- रोगी प्रतिनिधियों की कमी: रोगियों के लिए ऐसी प्रक्रियाओं में शामिल होना मुश्किल हो सकता है जो जटिल और समय लेने वाली हो सकती हैं।
- रोगियों की आवाजों को सुनने में विफलता: नियामक एजेंसियां और दवा कंपनियां रोगियों की आवाज सुनने में विफल हो सकती हैं, भले ही वे उनके विचारों को प्राप्त करते हों।

नियामक मामलों में डिजिटल प्रौद्योगिकी की भूमिका

डिजिटल प्रौद्योगिकी नियामक मामलों के क्षेत्र में तेजी से महत्वपूर्ण भूमिका निभा रही है। डिजिटल टूल और प्रौद्योगिकियां दवाओं और चिकित्सा उपकरणों के अनुमोदन, विपणन और निगरानी की प्रक्रिया को सुव्यवस्थित, तेज और अधिक कुशल बनाने में मदद कर सकती हैं।

डिजिटल प्रौद्योगिकी के लाभ:

- दक्षता में सुधार: डिजिटल टूल और प्रौद्योगिकियां नियामक प्रक्रिया के कई चरणों को स्वचालित कर सकती हैं, जिससे समय और संसाधनों की बचत होती है।

- डेटा प्रबंधन में सुधार: डिजिटल प्रौद्योगिकियां नियामक एजेंसियों और दवा कंपनियों को डेटा को अधिक कुशलता से इकट्ठा, प्रबंधित और विश्लेषण करने में मदद कर सकती हैं।

- नियामक अनुरूपता में सुधार: डिजिटल टूल और प्रौद्योगिकियां नियामक दस्तावेजों को मानकीकृत और सुसंगत बनाने में मदद कर सकती हैं, जिससे अनुपालन सुनिश्चित करने में आसानी होती है।

- वैश्विक सामंजस्य को बढ़ावा देना: डिजिटल प्रौद्योगिकियां विभिन्न देशों में नियामक आवश्यकताओं को संरेखित करने में मदद कर सकती हैं, जिससे दवाओं और चिकित्सा उपकरणों के वैश्विक अनुमोदन को तेज किया जा सकता है।

- जानकारी को अधिक सुलभ बनाना: डिजिटल प्रौद्योगिकियां नियामक जानकारी को सार्वजनिक रूप से अधिक सुलभ बनाने में मदद कर सकती हैं, जिससे पारदर्शिता बढ़ जाती है और सार्वजनिक विश्वास बढ़ता है।

डिजिटल प्रौद्योगिकी के प्रमुख क्षेत्र:

- इलेक्ट्रॉनिक नियामक प्रस्तुतियाँ (eCTD): eCTD एक मानक प्रारूप है जिसका उपयोग नियामक दस्तावेजों को इलेक्ट्रॉनिक रूप से प्रस्तुत करने के लिए किया जाता है। eCTD ने नियामक प्रक्रिया को तेज और अधिक कुशल बनाने में मदद की है।
- नियामक डेटा मानक (RDE): RDE मानकों का एक सेट है जिसका उपयोग नियामक डेटा को इकट्ठा, प्रबंधित और विश्लेषण करने के लिए किया जाता है। RDE नियामक एजेंसियों और दवा कंपनियों को डेटा को अधिक कुशलता से साझा करने और विश्लेषण करने में मदद कर रहा है।
- कृत्रिम बुद्धिमत्ता (AI): AI का उपयोग नियामक दस्तावेजों की समीक्षा करने, नैदानिक परीक्षण डेटा का विश्लेषण करने और नियामक निर्णय लेने में सुधार के लिए किया जा सकता है।
- ब्लॉकचेन: ब्लॉकचैन का उपयोग नियामक डेटा की सुरक्षा और अखंडता को सुनिश्चित करने के लिए किया जा सकता है।

डिजिटल प्रौद्योगिकी के उपयोग की चुनौतियाँ:

- डेटा सुरक्षा और गोपनीयता: डिजिटल प्रौद्योगिकी के उपयोग से व्यक्तिगत डेटा के सुरक्षा और गोपनीयता को लेकर चिंताएं हैं।
- नियामक अनिश्चितता: डिजिटल प्रौद्योगिकी के उपयोग के लिए नियामक ढांचा अभी भी विकसित हो रहा है।
- निवेश की आवश्यकता: डिजिटल प्रौद्योगिकियों को लागू करने के लिए महत्वपूर्ण निवेश की आवश्यकता होती है।
- कर्मचारियों को प्रशिक्षित करने की आवश्यकता: कर्मचारियों को डिजिटल प्रौद्योगिकियों को प्रभावी ढंग से उपयोग करने के लिए प्रशिक्षित करने की आवश्यकता है।

भविष्य

डिजिटल प्रौद्योगिकी नियामक मामलों के भविष्य में महत्वपूर्ण भूमिका निभाने के लिए तैयार है।

Chapter 5: Conclusion
अध्याय 5: निष्कर्ष

दवा विकास और नियामक मामलों का भविष्य: अवसर और चुनौतियां

दवा विकास और नियामक मामलों के क्षेत्र में लगातार बदलाव हो रहे हैं। नई तकनीकों के विकास और बढ़ती वैश्विक आबादी के साथ, दवा कंपनियों और नियामक एजेंसियों को इन परिवर्तनों के अनुकूल होने और नई चुनौतियों का सामना करने की आवश्यकता है।

दवा विकास में अवसर:

- नई प्रौद्योगिकियों का उपयोग: आर्टिफिशियल इंटेलिजेंस (एआई), मशीन लर्निंग और बड़े डेटा विश्लेषण जैसी नई प्रौद्योगिकियों का उपयोग दवा विकास प्रक्रिया को तेज और अधिक कुशल बना सकता है। उदाहरण के लिए, AI का उपयोग नई दवाओं की पहचान करने और उनका विकास करने के लिए किया जा सकता है, और मशीन लर्निंग का उपयोग नैदानिक परीक्षणों के डिजाइन और संचालन को बेहतर बनाने के लिए किया जा सकता है।

- व्यक्तिगत चिकित्सा: व्यक्तिगत चिकित्सा का उद्देश्य प्रत्येक व्यक्ति के जीन, वातावरण और जीवन शैली के आधार पर व्यक्तिगत उपचार विकसित करना है। व्यक्तिगत चिकित्सा दवाओं को अधिक प्रभावी और कम दुष्प्रभाव वाले बना सकती है।

- नई दवाओं और उपचारों का विकास: नई दवाओं और उपचारों का लगातार विकास हो रहा है, जिससे रोगियों के लिए उपचार के नए विकल्प उपलब्ध हो रहे हैं। उदाहरण के लिए, कैंसर के उपचार में हालिया प्रगति ने रोगियों के लिए बेहतर परिणाम प्राप्त करना संभव बना दिया है।

दवा विकास में चुनौतियां:

- दवा विकास की लागत: दवा विकास एक महंगी और समय लेने वाली प्रक्रिया है। नई दवा विकसित करने में औसतन 10-15 साल और 2.6 बिलियन डॉलर का खर्च आता है।
- नैदानिक परीक्षणों की जटिलता: नैदानिक परीक्षण दवा विकास प्रक्रिया का एक महत्वपूर्ण हिस्सा हैं, लेकिन वे जटिल और महंगे हो सकते हैं। नैदानिक परीक्षणों को पूरा करने में कई साल लग सकते हैं और इसमें हजारों प्रतिभागियों की आवश्यकता हो सकती है।
- नियामक अनुमोदन प्रक्रिया: दवाओं को बाजार में लाने के लिए नियामक एजेंसियों से अनुमोदन प्राप्त करना आवश्यक है। नियामक अनुमोदन प्रक्रिया कठोर और समय लेने वाली हो सकती है।

नियामक मामलों में अवसर:

- नियामक सामंजस्य: विभिन्न देशों में नियामक आवश्यकताओं को संरेखित करने से दवाओं को बाजार में तेजी से लाने में मदद मिल सकती है।
- नए नियामक मॉडल: नए नियामक मॉडल, जैसे कि त्वरित अनुमोदन मार्ग, दवाओं को बाजार में तेजी से लाने में मदद कर सकते हैं।
- डिजिटल प्रौद्योगिकी का उपयोग: डिजिटल प्रौद्योगिकी, जैसे कि इलेक्ट्रॉनिक नियामक प्रस्तुतियाँ (eCTD) और नियामक डेटा मानक (RDE), नियामक प्रक्रिया को अधिक कुशल बना सकते हैं।

नियामक मामलों में चुनौतियां:

- नियामक अनिश्चितता: नियामक आवश्यकताओं में लगातार बदलाव हो रहे हैं, जिससे दवा कंपनियों के लिए अनुपालन करना मुश्किल हो सकता है।
- नियामक संसाधनों की कमी: नियामक एजेंसियों के पास पर्याप्त संसाधन नहीं हो सकते हैं प्रभावी ढंग से अपनी जिम्मेदारियों को पूरा करने के लिए।
- नई प्रौद्योगिकियों का विनियमन: नई प्रौद्योगिकियों, जैसे कि एआई और जीनोमिक्स, को विनियमित करना एक चुनौती है।

सुरक्षित और प्रभावी दवाओं तक रोगी पहुंच सुनिश्चित करना

सुरक्षित और प्रभावी दवाओं तक रोगियों की पहुंच सुनिश्चित करना वैश्विक स्वास्थ्य का एक मूलभूत स्तंभ है। रोगियों को उन दवाओं तक पहुंचने में सक्षम होना चाहिए जिनकी उन्हें आवश्यकता है, चाहे वे अपनी आय, स्थान या सामाजिक स्थिति कुछ भी हो।

रोगी पहुंच में बाधाएं

दुर्भाग्य से, कई कारक रोगी पहुंच को बाधित करते हैं, जिनमें शामिल हैं:

- उच्च लागत: कई दवाएं महंगी हैं, जिससे उन्हें कई रोगियों के लिए वहन करना मुश्किल हो जाता है। यह समस्या विशेष रूप से विकासशील देशों में गंभीर है।

- ड्रग की कमी: दवाओं की कमी के कारण रोगी अक्सर आवश्यक दवाओं तक नहीं पहुंच पाते हैं। यह आपूर्ति श्रृंखला में व्यवधानों, उत्पादन के मुद्दों या दवाओं की बढ़ती मांग के कारण हो सकता है।

- जटिल नियामक प्रक्रिया: दवाओं को बाजार में लाने के लिए नियामक प्रक्रिया जटिल और समय लेने वाली हो सकती है, जिससे रोगियों के लिए नई दवाओं तक पहुंच में देरी हो सकती है।

- स्वास्थ्य प्रणाली की कमजोरियां: कमजोर स्वास्थ्य प्रणालियों वाले देशों में, रोगियों को आवश्यक दवाओं का पता लगाने, प्राप्त करने और उपयोग करने में कठिनाई हो सकती है।

- दवाओं के बारे में जागरूकता की कमी: कुछ रोगियों को आवश्यक दवाओं के बारे में जानकारी नहीं होती है या उनका उपयोग करने के तरीके के बारे में जानकारी नहीं होती है।

रोगी पहुंच बढ़ाने के लिए रणनीतियाँ

रोगी पहुंच बढ़ाने के लिए कई रणनीतियाँ हैं, जिनमें शामिल हैं:

- दवाओं की कीमत कम करना: सरकारें और दवा निर्माता दवाओं की कीमत कम करने के लिए विभिन्न उपाय कर सकते हैं, जैसे कि मूल्य नियंत्रण, दवा पेटेंट सुधार और दवाओं की सामूहिक खरीद।
- दवाओं की आपूर्ति में सुधार: दवाओं की आपूर्ति में सुधार के लिए आपूर्ति श्रृंखला को मजबूत करने, उत्पादन क्षमता बढ़ाने और दवाओं के लिए वैकल्पिक स्रोत खोजने के प्रयासों की आवश्यकता है।
- नियामक प्रक्रिया को सुव्यवस्थित करना: नियामक प्रक्रिया को सुव्यवस्थित करने से रोगियों के लिए नई दवाओं तक तेजी से पहुंच की सुविधा मिल सकती है।
- स्वास्थ्य प्रणालियों को मजबूत बनाना: मजबूत स्वास्थ्य प्रणालियां सुनिश्चित कर सकती हैं कि रोगियों को आवश्यक दवाएं मिलें और उन्हें उनका उपयोग करने के तरीके के बारे में जानकारी हो।
- दवाओं के बारे में जागरूकता बढ़ाना: दवाओं के बारे में जागरूकता बढ़ाने से रोगियों को आवश्यक दवाएं खोजने और उनका उपयोग करने में मदद मिल सकती है।

अंतर्राष्ट्रीय सहयोग की आवश्यकता

रोगी पहुंच बढ़ाने के लिए अंतर्राष्ट्रीय समुदाय के सहयोग की आवश्यकता है। सरकारों, दवा निर्माताओं, अंतर्राष्ट्रीय संगठनों और नागरिक समाज को रोगियों को आवश्यक दवाएं प्राप्त करने में मदद करने के लिए मिलकर काम करना चाहिए।

भविष्य

रोगी पहुंच बढ़ाने के लिए महत्वपूर्ण चुनौतियां बनी हुई हैं। हालांकि, नई प्रौद्योगिकियों और बढ़ी हुई अंतर्राष्ट्रीय सहयोग के साथ, हम एक ऐसे भविष्य की ओर बढ़ सकते हैं जहां सभी को सुरक्षित और प्रभावी दवाओं तक पहुंच है।

कानूनी अस्वीकरण:

कृपया ध्यान दें कि यह जानकारी केवल सूचना के उद्देश्यों के लिए है और इसे पेशेवर चिकित्सा सलाह के विकल्प के रूप में नहीं माना जाना चाहिए। यदि आपको कोई चिकित्सीय प्रश्न हैं, तो कृपया अपने डॉक्टर या अन्य योग्य स्वास्थ्य सेवा पेशेवर से परामर्श करें।

चिकित्सा में नई प्रौद्योगिकियों के नैतिक पहलू

चिकित्सा क्षेत्र में नई प्रौद्योगिकियों के विकास ने बीमारियों के निदान, उपचार और रोकथाम में क्रांति ला दी है। हालांकि, इन नई प्रौद्योगिकियों के साथ महत्वपूर्ण नैतिक मुद्दे भी जुड़े हैं, जिन पर सावधानीपूर्वक विचार किया जाना चाहिए।

नई प्रौद्योगिकियों के कुछ प्रमुख नैतिक मुद्दे:

- गोपनीयता और डेटा सुरक्षा: कई नई चिकित्सा प्रौद्योगिकियां व्यक्तिगत स्वास्थ्य डेटा एकत्र करती हैं और संग्रहीत करती हैं। यह डेटा गोपनीयता उल्लंघनों और दुरुपयोग के जोखिम को बढ़ाता है।
- पहुंच और समानता: नई प्रौद्योगिकियां अक्सर महंगी होती हैं और सभी रोगियों के लिए समान रूप से उपलब्ध नहीं होती हैं। इससे स्वास्थ्य सेवा में असमानताओं का खतरा बढ़ सकता है।
- चिकित्सा निर्णय लेना: नई प्रौद्योगिकियां चिकित्सा निर्णय लेने में भूमिका निभा सकती हैं, लेकिन यह सुनिश्चित करना महत्वपूर्ण है कि निर्णय नैतिक रूप से लिए गए हों।
- जीवन और मृत्यु के निर्णय: कुछ नई प्रौद्योगिकियां, जैसे कि जीन संपादन और कृत्रिम बुद्धिमत्ता (एआई), जीवन और मृत्यु के फैसलों को उठा सकती हैं। इन निर्णयों को सावधानीपूर्वक लिया जाना चाहिए और उनमें रोगियों और उनके परिवारों को शामिल करना चाहिए।
- न्याय और निष्पक्षता: नई प्रौद्योगिकियों का उपयोग निष्पक्ष रूप से किया जाना चाहिए और सभी रोगियों के साथ समान व्यवहार किया जाना चाहिए।

नैतिक चिंताओं को दूर करने के लिए रणनीतियाँ:

- नैतिक सिद्धांतों का विकास: नई चिकित्सा प्रौद्योगिकियों के विकास और उपयोग का मार्गदर्शन करने के लिए नैतिक सिद्धांतों का विकास किया जाना चाहिए।
- सार्वजनिक भागीदारी: नई चिकित्सा प्रौद्योगिकियों के विकास और उपयोग में जनता को शामिल करना महत्वपूर्ण है।
- नैतिक समीक्षा प्रक्रियाएं: नई चिकित्सा प्रौद्योगिकियों की नैतिक समीक्षा के लिए मजबूत प्रक्रियाएं लागू की जानी चाहिए।
- नैतिक शिक्षा और प्रशिक्षण: चिकित्सा पेशेवरों को नैतिक मुद्दों के बारे में शिक्षित किया जाना चाहिए और उनसे निपटने के लिए प्रशिक्षित किया जाना चाहिए।
- नियामक ढांचे का विकास: नई चिकित्सा प्रौद्योगिकियों के विकास और उपयोग को विनियमित करने के लिए एक मजबूत नियामक ढांचा होना चाहिए।

निष्कर्ष

नई चिकित्सा प्रौद्योगिकियां हमें बीमारियों को बेहतर ढंग से रोकने, निदान करने और उनका इलाज करने के लिए अभूतपूर्व अवसर प्रदान करती हैं। हालांकि, इन नई प्रौद्योगिकियों के साथ महत्वपूर्ण नैतिक मुद्दे भी जुड़े हैं। इन मुद्दों को सावधानीपूर्वक विचार किया जाना चाहिए और उनका समाधान किया जाना चाहिए ताकि हम सुनिश्चित कर सकें कि नई चिकित्सा प्रौद्योगिकियों का उपयोग नैतिक रूप से किया जाता है और सभी के लाभ के लिए किया जाता है।

कानूनी अस्वीकरण:

कृपया ध्यान दें कि यह जानकारी केवल सूचना के उद्देश्यों के लिए है और इसे पेशेवर चिकित्सा सलाह के विकल्प के रूप में नहीं माना जाना

चाहिए। यदि आपको कोई चिकित्सीय प्रश्न हैं, तो कृपया अपने डॉक्टर या अन्य योग्य स्वास्थ्य सेवा पेशेवर से परामर्श करें।

नवाचार और सहयोग के माध्यम से स्वास्थ्य सेवा का भविष्य गढ़ना

स्वास्थ्य सेवा क्षेत्र लगातार नई चुनौतियों का सामना कर रहा है, जैसे बढ़ती लागत, एक आबादी जो उम्र बढ़ रही है, और नई बीमारियों का उदय। इन चुनौतियों का सामना करने और बेहतर स्वास्थ्य परिणाम प्राप्त करने के लिए, स्वास्थ्य सेवा क्षेत्र को नवाचार और सहयोग को बढ़ावा देने की आवश्यकता है।

नवाचार की भूमिका

नवाचार स्वास्थ्य सेवा क्षेत्र में सुधार करने का एक महत्वपूर्ण चालक है। नए चिकित्सा उपकरणों, दवाओं और उपचारों का विकास बीमारियों के निदान, उपचार और रोकथाम में सुधार कर सकता है। नई तकनीकों का उपयोग, जैसे कि आर्टिफिशियल इंटेलिजेंस (AI) और टेलीहेल्थ, स्वास्थ्य सेवा को अधिक कुशल और सुलभ बनाने में मदद कर सकता है।

कुछ प्रमुख नवाचारों के उदाहरण:

- जीनोमिक्स: जीनोमिक्स का उपयोग बीमारियों के आनुवंशिक आधार को समझने और व्यक्तिगत चिकित्सा के विकास के लिए किया जा रहा है। व्यक्तिगत चिकित्सा प्रत्येक व्यक्ति के आनुवंशिकी के आधार पर उपचार को दर्शाती है, जिससे अधिक प्रभावी और कम दुष्प्रभाव वाले उपचार हो सकते हैं।

- इम्यूनोथेरेपी: इम्यूनोथेरेपी कैंसर के उपचार में क्रांति ला रही है। इम्यूनोथेरेपी शरीर की अपनी प्रतिरक्षा प्रणाली को कैंसर कोशिकाओं से लड़ने में मदद करती है।

- डिजिटल स्वास्थ्य: डिजिटल स्वास्थ्य प्रौद्योगिकियों का उपयोग स्वास्थ्य सेवा को अधिक सुलभ और सुविधाजनक बनाने के लिए किया जा रहा है।

उदाहरण के लिए, टेलीहेल्थ रोगियों को दूरस्थ रूप से डॉक्टरों और अन्य स्वास्थ्य सेवा प्रदाताओं से परामर्श करने की अनुमति देता है।

- एआई: एआई का उपयोग स्वास्थ्य सेवा के कई क्षेत्रों में किया जा रहा है, जैसे कि चिकित्सा छवियों का विश्लेषण, दवाओं की खोज और व्यक्तिगत चिकित्सा के विकास में।

सहयोग की भूमिका

नवाचार को बढ़ावा देने और स्वास्थ्य सेवा के भविष्य को आकार देने के लिए, विभिन्न हितधारकों के बीच सहयोग आवश्यक है। इसमें सरकार, उद्योग, शिक्षा, और रोगी संगठन शामिल हैं। सहयोग के माध्यम से, विभिन्न हितधारक संसाधनों को साझा कर सकते हैं, विचारों का आदान-प्रदान कर सकते हैं और नवाचार को प्रोत्साहित करने वाले कार्यक्रमों को विकसित कर सकते हैं।

सहयोग के कुछ उदाहरण:

- सार्वजनिक-निजी भागीदारी: सार्वजनिक-निजी भागीदारी सरकार और उद्योग के बीच सहयोग का एक रूप है। इन साझेदारी का उपयोग नई दवाओं और उपकरणों के विकास के लिए संसाधन जुटाने के लिए किया जा सकता है।
- अकादमी-उद्योग सहयोग: अकादमी-उद्योग सहयोग शोधकर्ताओं और दवा कंपनियों के बीच सहयोग का एक रूप है। इस सहयोग का उपयोग नई दवाओं और उपचारों के विकास को आगे बढ़ाने के लिए किया जा सकता है।
- रोगी-केंद्रित अनुसंधान: रोगी-केंद्रित अनुसंधान शोधकर्ताओं, रोगियों और उनके परिवारों के बीच सहयोग का एक रूप है। इस सहयोग का उपयोग रोगियों की जरूरतों को पूरा करने वाले अनुसंधान को डिजाइन करने के लिए किया जा सकता है।

नवाचार और सहयोग के माध्यम से स्वास्थ्य सेवा के भविष्य के लिए संभावनाएं

नवाचार और सहयोग के माध्यम से, हम एक ऐसे भविष्य की ओर बढ़ सकते हैं जहां:

- सभी को उच्च गुणवत्ता वाली, सस्ती स्वास्थ्य सेवा तक पहुंच है।
- बीमारियों का जल्दी और अधिक सटीक रूप से निदान किया जाता है।
- अधिक प्रभावी और कम दुष्प्रभाव वाले उपचार उपलब्ध हैं।

www.ingramcontent.com/pod-product-compliance
Lightning Source LLC
LaVergne TN
LVHW020432080526
838202LV00055B/5140

* 9 7 8 8 1 1 9 8 5 5 3 9 1 *